天然痘予防に挑んだ秋月藩医

緒方春朔

富田英壽

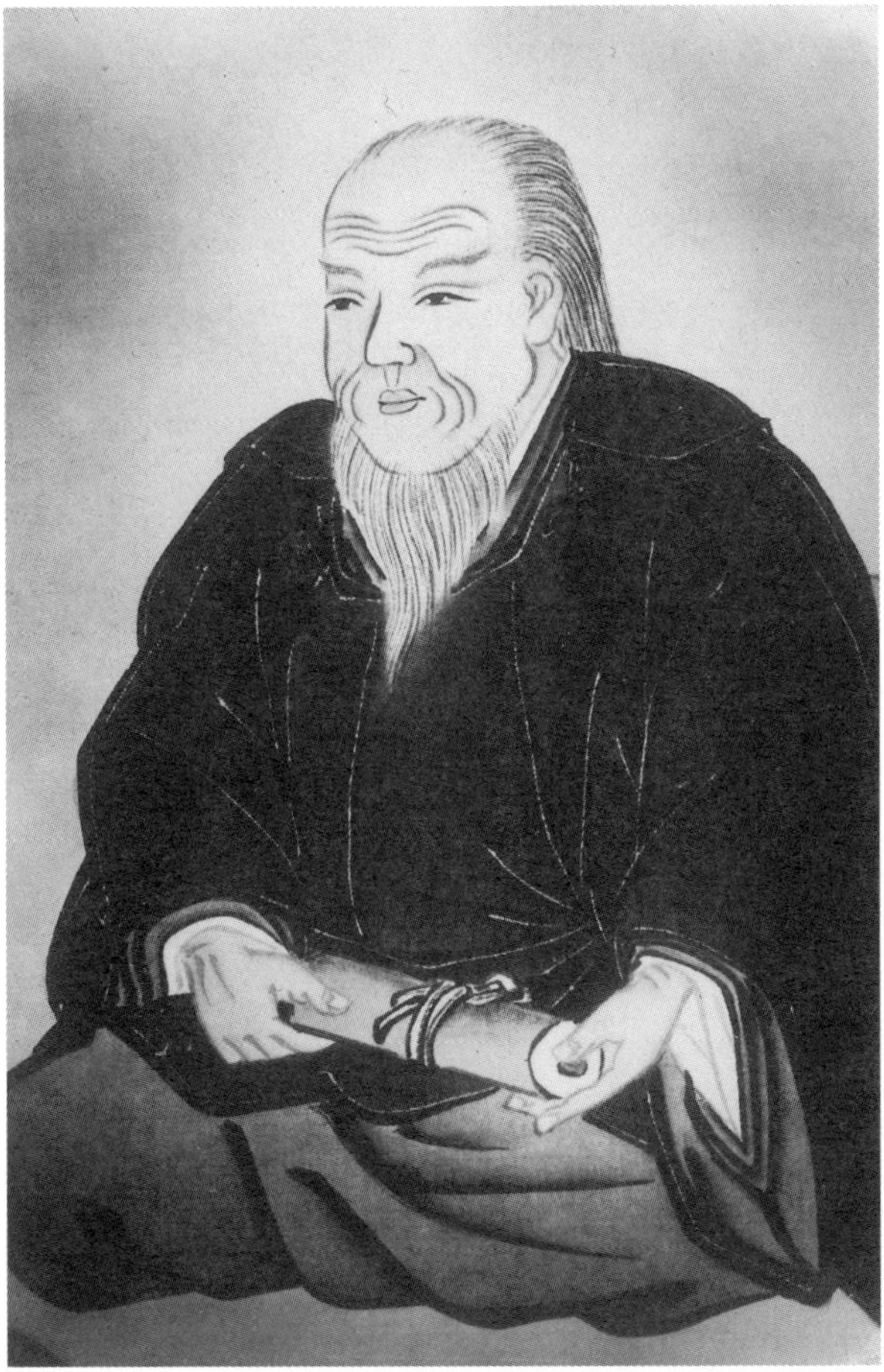

「緒方春朔肖像」杉東明氏蔵

海鳥社

序

秋月黒田家第十四代当主　黒田長榮

富田英壽氏が、平成十七年十一月に『種痘の祖緒方春朔』を西日本新聞社より出版されました。その後も調査、研究を重ね、緒方春朔没後二〇〇年を記念して『天然痘予防に挑んだ秋月藩医緒方春朔』を改めて出版されることになり、第十四代当主である私に序文を書いてほしいとの依頼をいただきました。

現在、新型インフルエンザの流行で、予防接種が問題になっています。二二〇年前、緒方春朔によって、天然痘の予防接種の種痘が行われ、天然痘が撲滅出来たことは、大変意義あることと思います。

緒方春朔が藩医として、第八代藩主・長舒公に仕えていた時代は、迷信が多く、これを信じる人がおり、予防接種に応じる人は殆どいない状態でした。種痘成功が成し遂げられたのは、大庄屋天野甚左衛門が自分の二児に種痘を試みることを提案したことであり、また藩主が積極的に応援したことによる成果であります。

　戦後教育の結果、日本歴史に関する関心が少なくなったことは遺憾至極であります。秋月郷土館を例にとってみても、入館者が年々減少しております。

従ってこの時期に再び緒方春朔を調査、研究の上、出版されることは、大変意義あることと思います。

　この本が一人でも多くの人に読まれ、先人の偉勲を偲んでいただきたいと思います。

平成二十一年十二月九日

まえがき

今、新型インフルエンザという伝染病の世界的大流行（パンデミック）の兆しがあると、世界の人々がその予防に、感染拡大対策に追われている。人類はインフルエンザウイルスと有史以前から闘ってきたが、未だ撲滅には至っていない。

ところで、このインフルエンザより遙かに恐ろしく、多くの死者を出す天然痘という伝染病とも、人類は紀元前より闘ってきた。二十世紀になって、私どもはこの恐ろしい伝染病を完全に根絶し、地球上からこれを消滅させることができた。それも治療医学ではなく、種痘という予防医学によってである。

この根絶への長い道程の一齣に筑前秋月から出た秋月藩医緒方春朔がいる。種痘といえば、イギリスのエドワード・ジェンナーの牛痘種痘法が有名でよく知られている。その陰に隠れてか、人痘種痘法の緒方春朔の業績はそれほど知られていない。そこで、緒方春朔がどのような天然痘撲滅への働きをしたのか、その道程と彼の業績を紹介するのが本書のねらいである。

春朔は種痘の効能を体験し、「ある医書に『聖医は未だ病まざるを治す』とあるのはこのことを言ったものであろうか」と感嘆し、天然痘予防のため種痘を広めることを決意したのである。

著者は先に『種痘の祖緒方春朔』（西日本新聞社）を著した。この度、次のような意図で『天然痘予防に挑んだ秋月藩医緒方春朔』を上梓する。

一、その後の調査研究で新しい知見が得られたので、前著の内容を一部新しく書き換える。

二、出典を明らかにし、より学術的な記述を試みた。

三、平成二十二（二〇一〇）年が緒方春朔の没後二百年に当たる。その記念顕彰のために改めて上梓した。

平成二十二年一月二十一日

富田英壽

天然痘予防に挑んだ秋月藩医緒方春朔◉目次

緒方春朔の医療と天然痘

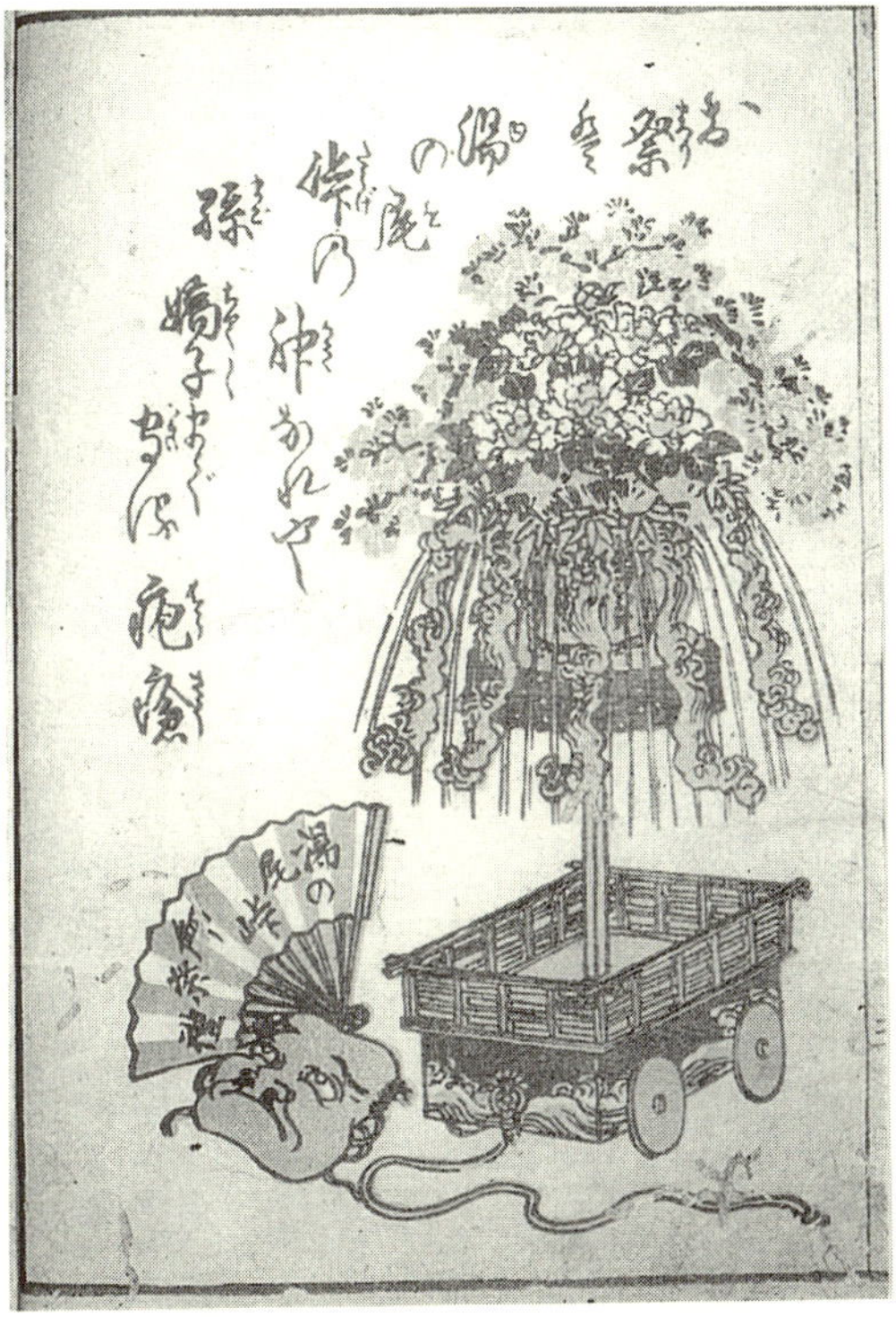

天然痘患者の見舞いに贈られた赤摺りの絵本
（『赤絵本弥生庵雛丸』より）

緒方春朔が願った医療

最近の医学、医療の進歩は目を見はるものがあり、我々は多くの恩恵を蒙るようになった。一方、脳死者からの臓器移植、生殖医療技術、遺伝子治療など最先端医療の受け入れに戸惑いや恐れを感じるのは私だけだろうか。それは、伝統的な医の倫理では答えられない新たな問題が生じているからで、患者の利益になる大きな可能性がある一方で、実施方法によっては害をもたらす恐れがあるからである。

このような思いは、緒方春朔《しゅんさく》が当時の最先端医療である種痘法を案出し、広めようとしていく際にも、多くの医師や一般の人々が持ったであろう。

緒方春朔は、江戸時代中期の寛延元（一七四八）年、久留米藩士小田村甚吾《おだむらじんご》の次男として生まれ、久留米藩の医師緒方元斎《げんざい》の養子となる。長じて父祖の地でもあった筑前秋月に移り、寛政元（一七八九）年、秋月藩の藩医となった。かねてより研究していた天然痘の予防接種である種痘の実施に苦心して成功、その効果を確信したので広めようと決心した。当時、非常に危険なこととされていたことを、春朔をして、そこまでさせたのは何だったのであろうか。

春朔の願う医療とはどのようなもので、どのように説明し理解を求めて、自分の願う医療を推し進めていったのか、歴史的事実を振り返ることによって、多くの教訓を得ることができよう。

予防医療

当時、非常に恐ろしい病気として怖がられていた天然痘は、幼少の子供たちが多く罹患し、大変難治で亡くなる者が多かった。まだ免疫を持たない村にひどい天然痘が進入してくると、その八割の人々が天然痘に罹《かか》り、罹った者の三割が死亡していったという。たとえ一命を取り留めたとしても、顔面にあばたが残って醜くなってしまう。痘瘡《とうそう》、疱瘡《ほうそう》とも呼ばれていたが、対症的な治療法しかなく、患者を隔離することが最善の対策であった。

天然痘が流行して多くの子供たちが亡くなっていくのに遭遇し、春朔は何とかならないものかと考え思案し、悶々とする日々を過ごしていた。

春朔は医業継承のため長崎に出て、吉雄耕牛《よしおこうぎゅう》のもとで蘭医学の勉学に励んでいた時に、中国から長崎に渡来した李仁山《りじんせん》が、種痘《しゅとう》という天然痘の予防法を行ったことを伝え聞く。また中国から入ってきた医書『醫宗金鑑《いそうきんかん》』に種痘があることを知り、関心を持って勉強を始める。

天然痘は一度罹ると二度と罹らないことがすでに知られていた。春朔は『醫宗金鑑』に載っていた旱苗種法《かんびょうしゅほう》という種痘の方法で、健康な人をごく軽い天然痘に罹らせておいて、その後に天然の天然痘に罹らないようにする方法、すなわち天然痘の予防法である種痘を筑前秋月で研究した。

天然痘は恐ろしい病気であったので、人々は自分に感染したら危ないと、患者から遠ざかり近づかない。そのような時代に、天然痘の患者のかさぶたを取り、これを健康人の身体に入れ込むという医療行為は、到底理解を得られるものではなかった。医者も危険と考え、恐ろしくて誰も試みようとはしなかった。この人痘種痘法《じんとうしゅとうほう》は、天文学における「天動説」から「地動説」へのコペルニクス的転回以上の発想の転換で、なかなか受け入れられるものではなかった。

春朔が懸命に説明理解に努めた甲斐あって、ある日、近所の大庄屋天野甚左衛門《あまのじんざえもん》から自分の子供二人に種痘をしてもらいたいという申し出がある。春朔は初めての種痘を慎重に実施し、無事成功する。寛政二（一七九〇）年二月二十一日、ジェンナーの牛痘種痘法《ぎゅうとうしゅとうほう》の発明の六年前のことであった。その後、秋月の医師仲間が自分たちの子供に種痘を受けさせ、良い効果を得る。それを知った近隣の藩士、農民、町人が種痘を請うようになる。

さらに、『醫宗金鑑』の方法を改良し、春朔独自の旱苗種法（鼻旱苗法《びかんびょうほう》）による種痘を考え出し、種痘の例数を重ねていくと、打てば響くように順調にいくものが多いことがわかった。春朔は、「聖医は未だ病まざるを治す」という言葉があるが、まさにこのことであろうかと感動したという。

春朔は、病気になった者を治すことも大事だが、病気に罹らないようにすることがより大事であると、予防医療、予防医学の重要性を力説した。種痘は今日の我々が受けているインフルエンザ、はしかやジフテリアなどの予防注射の趨《はし》りである。春朔は、「予防は治療に勝る」ことを実証した。

人痘種痘法は、嘉永二（一八四九）年にジェンナーの牛痘種痘法がわが国に入ってくるまでの約六十年間、天然痘の予防に貢献した。種痘という概念が医師や国民の理解を得られていたこと、また接種技術、蓄苗《ちくびょう》などの種痘技術の習得経験が得られていたことは、牛痘種痘法が日本に入った時に、その普及に寄与したものと考えられる。すなわち、ジェンナーの牛痘種痘法導入の露払い的効果があった。

説明する医療

種痘が天然痘の予防に効果があることがわかった春朔は、これを広めて天然痘の予防に資したいと願った。しかし、この種痘の方法があまりにも変わっているので、でたらめな話だと怪しんで信用しない者が多い。この前代未聞の医療行為を、医者も一般の人々も理解せず、しようともさせようとする人もいなかった。

そこで、種痘がどんなものか、注意して行えば安全で天然痘の予防に効果があることを理解してもらうために、いろんな所でいろんな人々に話をし、説明をした。

さらにより広く多くの人の理解を求めるために『種痘必順辨《しゅとうひつじゅんべん》』という解説書を書いた。医者ばかりではなく、一般の人々の疑問を解き、理解してもらうためである。その頃の医書は漢文で書かれたものが多かったが、春朔はやさしい和文で書いている。種痘は安全なもので順なるもの、すなわち「必順」であることを説いて、早く信用してもらい、安心して種痘を受け、天然痘で損なわれる子供たちを一人でも防ぎたいがためである。これが日本で初めての種痘書といわれている。

当時、医術は秘伝家伝として人に教えて広げることが少なかった。そんな時代に、春朔は進んで種痘書を書き、種痘法を学びたいと請う医師には喜んで伝授し、九州を中心に全国に広めた。緒方家の門人帳には約百名の医師の名が残る。遠くは江戸、京都、難波、播磨、備中、越前、伊勢、伊予、土佐、石見《いわみ》から来て教えを請い、その中には二十一名の藩医の名も見られる。さらに『種痘緊轄《しゅとうきんかつ》』、『種痘證治録《しゅとうしょうちろく》』と次々に著して、具体的な実施面の説明と理解を深めていく。

春朔はこのようにさまざまな努力をし、種痘がどんなものかを医師に限らず一般の人たちにも説明し、理解を求めた。説明と同意を得る、今日のインフォームド・コンセントをいち早く行っていた。

安全な医療

春朔は種痘が正確で安全に行われるよう、いろいろな手だてを考えた。

一つは、種痘法が正確に安全に行われるように三冊の種痘書を著して、その指針にした。

二つは、種痘の伝授にあたっては、「種痘伝法之誓約」を書かせ、次のことを誓わせている。種痘を正確に安全に行うには、我が案出した処置法を必ず守ること。もし失敗して亡くなるようなことがあれば、人を刀で刺し殺すのと同じであり、医者の罪は大である。種痘を施すにあたっては、よくその子供の状態を診察し、細心にして、よくよく熟慮して、得心がいって初めて種痘を施すべきである。

三つは、『種痘必順辨』の巻末に自分が伝授した信頼できる二十八名の医師の名を記載して、これらの医師から種痘を受けると安心であることを皆に知らせて、安全な医療を願っている。

これからは、「現代のような免許制度が確立していなかった時代に、ある一つの技術を広めるための苦労を読み取ることができる」と医史学者・酒井シヅ氏はいう。

寛政七（一七九五）年頃、春朔は「余ガ試ミル処ノ者既ニ千数ニ及ブト雖《いえども》未《いまだ》一児ヲ損セズ」と『種痘必順辨』の追加一条で述べている。

公平な医療

春朔は高官貴人など位の高い人、位の低い人、貧しい人、金持ちなど、「貴賤貧福《きせんひんぷく》」にかかわらず、公平な医療を心がけるように願った。また、私心を募らせて利を得ようとすることがないようにとも願っている。

そのために、平等に公平な医療を行わなければならないと医師のヒューマニズムを厳しく問うて、入門誓約に「診察貴賤貧福ニ拘ワラズ、丁寧反復婆心《ばしん》ヲ尽クスベキ」と厳しく誓わせている。種痘を請われれば、どんな田舎にでも、どんな人のもとにでも出向いて行ったことが、彼の書いた『種痘必順辨』からうかがえる。

この春朔の態度は、一九四八（昭和二十三）年に開かれた第二回世界医師会総会で規定された医の倫理に関する規定「ジュネーブ宣言」と同様のものである。「ジュネーブ宣言」はその後、数回の改定を経て、現在、「私は、私の医師としての職責と患者との間に、年齢、疾病もしくは傷害、信条、民族的起源、ジェンダー、国籍、人種、性的志向、あるいは社会的地位といった事情が介在することを容認しない」と誓わせている。

春朔をして何がそうさせたのか

天然痘は大変恐ろしい疫病として怖がられていたので、天然痘に罹った子供には家族も周りの人たちも近づかなかった。種痘が発生すると里の人々との接触を避けるため、患者は人里離れた山に追いやられ、病が治まって生き残った者から下山を許された。

そのような状況の中、天然痘患者から採った痘痂《かさぶた》を鼻から吸い込ませるような医療行為（種痘）は受け入れられるはずがなく、春朔を奇人扱いする者も多かったであろう。

しかし、そんな中にあっても、春朔の懸命な説明の努力によって周りの人々の理解を得て、ようやく種痘を成功させ、それを次第に広めていくことができたのである。

春朔をして何がそうさせたのか。それは、「医を業とする者、済世救苦を使命と考える」という、春朔の医師としての使命感以外には考えられない。加えて、自分がやらなければ誰がやるのだろうかという思いであろうか。これらの固い信念でことを進めていったものと考える。

以上、緒方春朔が願った医療に対する姿勢は、現今の医療人に大いなる教訓となるものである。我々医療人はこれらの教えを胸にかみしめて、今後の医療に携わっていきたいものである。

また、このように人のため、世のために生きてきた春朔の姿は、医療人に限らず、われわれに、人間としていかに生きるべきか大きな示唆を与えるものである。

天然痘とは

古くは痘瘡《とうそう》とか疱瘡《ほうそう》とか呼ばれ、天然痘という呼び名は江戸末期から使い始められた(1)。私は医師になって四十数年になるが、実はこの天然痘という病気を診たことがない。医師になった頃には、すでにこの病気の発生は、ほとんどなかったからである。

WHO（世界保健機構）は、一九五八（昭和三十三）年から天然痘根絶対策を行っていたが、当初は対策の進展があまり認められなかった。しかし一九六七年に始まった根絶十年計画の強力な全世界天然痘根絶計画によって、東アフリカのソマリア人の患者を最後に、この病気は地球上から完全に消滅、一九八〇年にWHOは天然痘根絶宣言を行った。この計画を中心となって進めたのが、公衆衛生行政官であった天然痘根絶本部長蟻田《ありた》功《いさお》氏である。

蟻田氏は、WHOの天然痘根絶計画の終焉《しゅうえん》に当たり、次のように述べている。

「天然痘根絶計画は、恐るべき病原体を、人類が一致団結して、地球上からの絶滅を図った事業である。その成功には、実際的な利益、三千年以上続いた悪疫の消失の他に、精神的な教訓がある。

それは、人類は政治、宗教、人種を越えてその英知を集合して、共同の敵に当たることができる、ということを証明したことである。
この成功を踏み台として、人類は、更に何ができるか。それは、あなたが、この成功をどう受け止めるかにかかっている[2]」

こうして地球上から天然痘患者はいなくなったが、WHOは天然痘ウイルスを研究目的でアメリカ疾病予防管理センターとモスクワの製薬研究所に保管することにした。そして天然痘ウイルスのすべての遺伝子を調べ上げることを終え、一九九三（平成五）年十二月三十一日までに天然痘ウイルスの全廃を目指していた。

天然痘ウイルス全廃の期限が近づいた一九九三年八月、イギリスで国際ウイルス学会が開かれ、廃棄すべきか残すべきかの議論がなされた結果、「天然痘ウイルスをもう少し残しておく」という結論に達した。学会の結論を受けて、一九九五年のWHO総会では、天然痘ウイルスを廃棄する時期を延ばし、一九九九年六月三十日とした。その後、アメリカ疾病予防管理センターは、天然痘を特に危険性が高く最優先して対策を立てる必要がある「カテゴリーA」の生物兵器として位置づけている。

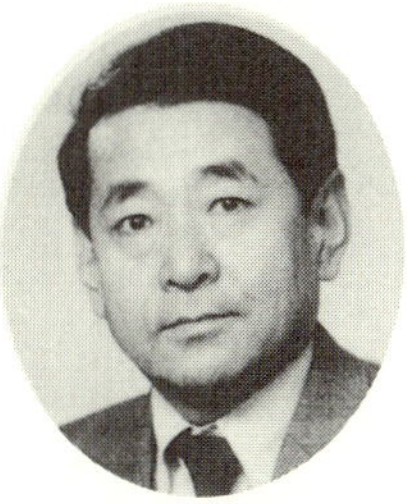
蟻田功氏

天然痘ウイルスは感染スピードが速く、細菌戦になればすぐに世界中に広まってしまう。危険すぎるので一刻も早く処分すべきであるという意見の一方で、二〇〇一年のアメリカ同時多発テロ事件以来、天然痘テロによる被害が懸念され、予防や治療対策の研究のため、「研究成果を受けてコンセンサスが得られた時点」までと、二〇〇二年のWHO総会で、さらに天然痘ウイルス廃棄が見送られた。いつ廃棄されるか時期は示されていないままである。(3)

WHOでは、天然痘に続く根絶目標に、以下の六つの疾病を挙げている。ポリオ、ジフテリア、百日咳、破傷風、麻疹、結核である。現在、WHO、国際ロータリー、アメリカ疾病予防管理センター、ユニセフを中心とする「ポリオ根絶計画」が強力に進められ、根絶間近にあるという。

ところで、天然痘はいつ起こったのだろうか。一般には紀元前三〇〇〇年頃、人間が農耕を行い、集落を形成して居住するようになってから流行した疾患であると考えられている。最も古い事例としては、紀元前一一〇〇年に急病で死亡したとされるミイラのDNA検査の結果、顔に残る瘢痕《はんこん》が天然痘によるものであると証明された。(4)

この頃のインドでも、経文などに天然痘と推定される記述が見られる。天然痘は中央アジアあたりが起源であり、インドからおそらく仏教が各地に伝播していった経路、すなわちシルクロードを伝わって世界中に広がっていったのであろう。

中国へは西域の天山北路《てんざんほくろ》を経て侵入し、朝鮮半島を経て、七、八世紀に日本へ伝来したものと考えられる。(5)

日本への伝来については明確な記録が残る。『続日本紀』巻第十二、聖武天皇の条、天平七（七三五）年八月十二日の項に、

「聞くところによると、この頃大宰府管内で、疫病により死亡するものが多いという[6]」

十一月二十一日の項には、

「この年、穀物の実りが非常に悪かった。夏から冬にかけて全国的に豌豆瘡《えんどうそう》（俗に裳瘡といっている）を患って若死にする者が多かった[7]」

とあり、天平七年八月には、おそらく中国や朝鮮半島から九州の筑紫方面に上陸し、それから諸国へ広がったのであろう。

蟻田氏は、天然痘の歴史を要約して次のように述べている。

「天然痘ビールスは、東アジアのどこかで人間を宿主として、五、六千年前に、生存し始め、人間から人間へと己の生存を保ち、まず、中東、ヨーロッパ、そして、おそらくアフリカにはキリスト生誕以後まもなくたどり着き、八世紀には日本、十六世紀には南・北アメリカ、十七世紀にはシベリア、十八世紀にはオーストラリア、十九世紀にはニュージーランドと南太平洋の島々へと、全世界、人の住むところにはすべて流行することになったのである[8]」

恐るべき感染力

今、インフルエンザの世界的流行（パンデミック）が懸念されているが、二十世紀以降だけ見ても、大正七（一九一八）年から八年にかけてのスペイン風邪では、日本でも二千万人以上が罹り、三十八万人以上が死亡した。昭和三十二（一九五七）年のアジア風邪では七千七百人以上、昭和四十三年のホンコン風邪では二千人以上の犠牲者が出ている。このように伝染病（感染症）は驚異的な伝播力で多くの人命を奪ってきた[9]。

人類の歴史は伝染病との戦いであった。伝染病は一度発生すると多くの死者が出る。とくに天然痘は当時、戦争や災害で亡くなった死者の数を上回り、あの恐ろしいペストより多くの死者を出した。

わが国における伝染病の流行は、新しい文化との交流を引き金に起こっている。八世紀の中国文化伝来による天然痘や麻疹、十六世紀の南蛮文化伝来による梅毒、十九世紀の西洋文化伝来によるコレラ、インフルエンザ、ペストなどがその例である[10]。

天然痘は日本上陸以降、何度となく流行を繰り返しながら諸国へ広がっていったのであろう。『続日本紀』に初めて天然痘が出てきた二年後の天平九（七三七）年には、さらに大きな流行となっている。

『続日本紀』天平九年四月十九日の項に、

「大宰府管内の諸国では瘡《かさ》のできる疫病がよくはやって、人民が多く死んだ(11)」

十二月二十七日の項に、

「この年の春、瘡のある疫病が大流行し、初め筑紫から伝染してきて、夏を経て秋にまで及び、公卿以下、天下の人民の相ついで死亡するものが、数えきれない程であった。このようなことは近来このかたいまだかつて無かったことである(12)」

とあるように、時の権力者たちも相次いで天然痘の犠牲になる。この時、聖武天皇の后である光明皇后の兄弟で、朝廷で高い地位にあった藤原四兄弟が相次いで亡くなり、ほかにも多くの朝廷役人が犠牲になって非常事態を招いている。歴代天皇で天然痘に罹ったのは、初めて流行した天平七年の聖武天皇から江戸期最後の孝明天皇（在位一八四六－六七年）までの八十一名のうち、三十一名（三八・二％）が罹患され、そのうち五名（一六・一％）崩御された(13)。

また、天然痘の感染力、罹患率、致命率の高さは古くからよく知られていた。発生すると八〇％以上が罹患し、死亡率は明治に入っても二五％以上という大変恐ろしいものであった。これはヨーロッパでも同様で、十八世紀の流行では、ヨーロッパ全住民の二五％が死亡、あるいは障害を持ったといわれている。一六六三年、北アメリカ大陸では、人口およそ四万人のインディアン部落で流行し、数百人の生存者を残したのみ。一七七〇年のインドの流行では三百万人が死亡したと記録されている。[14]ジェンナーによる種痘が発表された一七九六年に、イギリスでは四万五千人が死亡したといわれる。[15]

わが国では、伊豆から八丈島に天然痘が侵入した寛政七（一七九五）年、三根村《みつね》（現・東京都八丈町）の総人口千四百人に対し罹患者千二百人、死亡者は四百六十人も出たという記録がある。[16]明治年間（一八六八－一九一二年）には二万－七万人程度の患者数の流行が六回発生し、死亡者数は五千－二万人であった。第二次大戦後の昭和二十一（一九四六）年には一万八千人ほどの流行が見られ、約三千人が死亡している。[17]

このように、いったん流行すると多くの命が失われた。とくに子供の死亡率が高く、「痘瘡にかかったことがない子は、我が子と思うな」と言われるくらい恐れられていた。

医師の井上尚英氏は、天然痘の発症、症状、経過について次のように述べている。

「天然痘は、ヒトからヒトへの感染は、空気感染、飛沫感染、さらに皮疹や分泌物の接触感染で起こる。痘瘡《とうそう》ウイルスは、患者の唾液の飛沫が伝播し、感染を拡大していく。患者がせきをしたり、皮疹《ひしん》から出血している場合は、感染性はさらに増強される。唾液の中のウイルス量は発病初期には最も多いので、感染の機会が大きい。

痘瘡ウイルスが最も感染しやすいのは、紅斑が出た最初の週であり、この頃、口腔粘膜には潰瘍ができ、大量のウイルスが唾液に入る。感染性は皮疹が剝《は》がれ落ちるまで継続する（三週間）。

潜伏期間は、七～一七日（平均一二日）であり、突然に感冒様症状が出現する。初発症状は、悪寒戦慄、発熱、頭痛、嘔吐、背部痛、全身倦怠感であり、二～三日続く。ときに鼠蹊《そけい》部を中心に猩紅熱《しょうこうねつ》や麻疹《はしか》様の発疹、つまり前駆疹というのがみられることがある。そして約二～三日後にいったん解熱するが、その後再び発熱し、特有の発疹が出現する。

主要症状として皮膚症状が認められる。

皮膚症状は、発疹として皮膚に紅斑をともなう丘疹《きゅうしん》が認められるようになる。皮膚に皮疹が認められる際には、紅斑様の粘膜疹がみられる。たいていの患者は頰部、鼻部や咽頭部に粘膜疹が出現する。重傷例では、粘膜疹は、喉頭、気管支、食道にまで及ぶ。これらの部分からのウイルスが呼吸器感染を広めていく。皮膚病変は顔面、頭部にとくに密集しており、患者の顔貌が見分けがつかなくなることさえある。躯幹《くかん》や四肢には遅れて皮疹が出る。とくに躯幹の皮疹は他の部位より常に少ない。

皮膚病変は通常、まず紅斑から始まり、丘疹、水疱、膿疱《のうほう》そして痂皮《かひ》とつぎつぎに進行していく。顔面の皮疹が水疱になっていても、四肢はまだ丘疹の状態である。同様に、顔面の皮疹が膿疱になっていても、躯幹はまだ水疱の状態である。このように体の部位によって、病変が一定の規則性を示すことも特徴的である。紅斑が拡がっていく間は、発熱が続く。膿疱が拡がり、大きくなるにつれ、激しい疼痛を訴えるようになる。痘瘡の皮疹は、膿疱の完成で極期を迎える。顔面の膿疱は約八日後には最も拡がり、退行期に入る。膿疱は黄色くなり、破れる。そして一~二週間後に剝がれ落ちる。その際、陥凹して脱色した瘢痕《はんこん》が残り、白斑をきたす。そして、三ヶ月後には色素沈着が起こり、黒くなってくる。痂皮がすべて剝離《はくり》してしまうまでは、感染力があるので、患者は隔離すべきである。

五~一〇%の症例では、症状が急速に悪化してゆき、譫妄《せんもう》が出現する。この譫妄は早期に高熱がある時に認められる。このような症例では、必ずといってよいほど、五~七日で死亡する。病変が密に融合しているので、皮膚はクレープゴムのようにみえる。また、出血性の症例では、広範に皮下や腸管に点状出血がみられる。このような症例は、早期診断は困難であるが、予後は不良である。しかも感染率は極めて高いので、特に注意を要する。

死亡率は、種痘を受けているものは三%、受けていない者は三〇%に及ぶ(18)」

天然痘の対策

神仏や迷信に頼る

現代では天然痘は、原因がわかり伝染病と理解されているが、以前はそうではなかった。古代では長い間、原因は神仏の祟《たた》りで起こると一般に信じられていた。

奈良、平安時代には、疫病、飢饉が発生すると、それは天皇が政治を怠り、国神を敬《うやま》わない咎《とが》であると信じられており、天皇は使者を神社へ使わし、奉幣や祈禱をさせた。武家社会になった鎌倉時代に入ってからは行われなくなったが、天然痘の大流行があると改元も行われた。江戸時代になると、天然痘に限らず、疫病の流行を政治の失敗に結びつけることはなくなり、大規模な祈禱はしなくなった。その代わりに庶民、各人が神

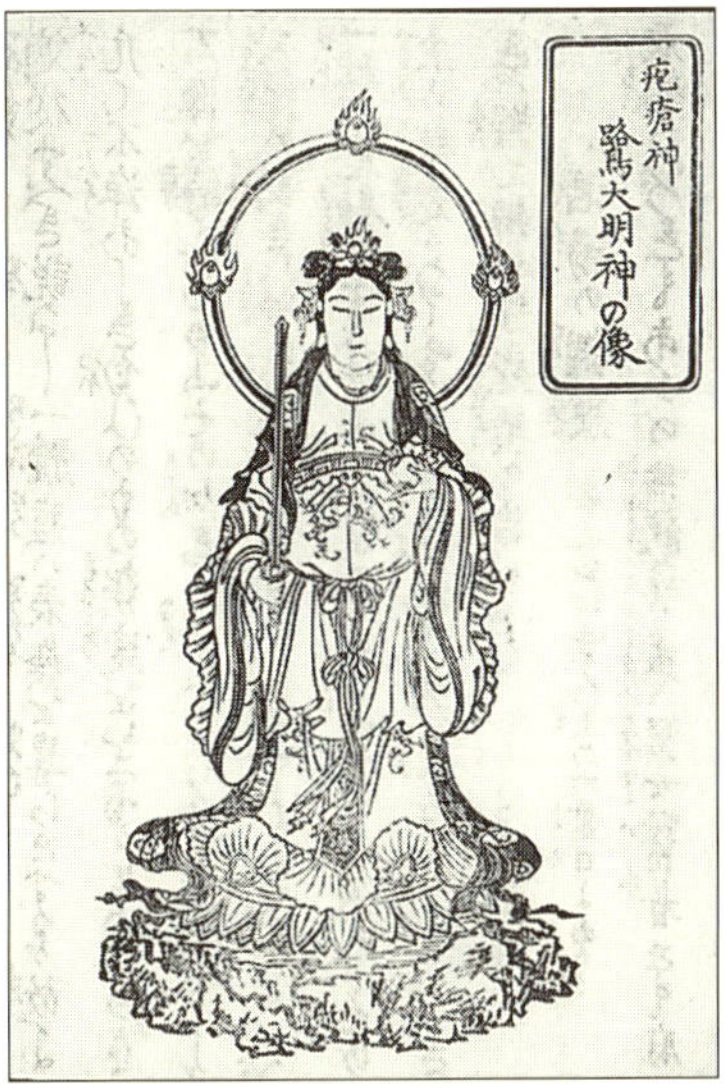

疱瘡神鷺大明神
（石塚汶上伊『護痘錦囊』より）

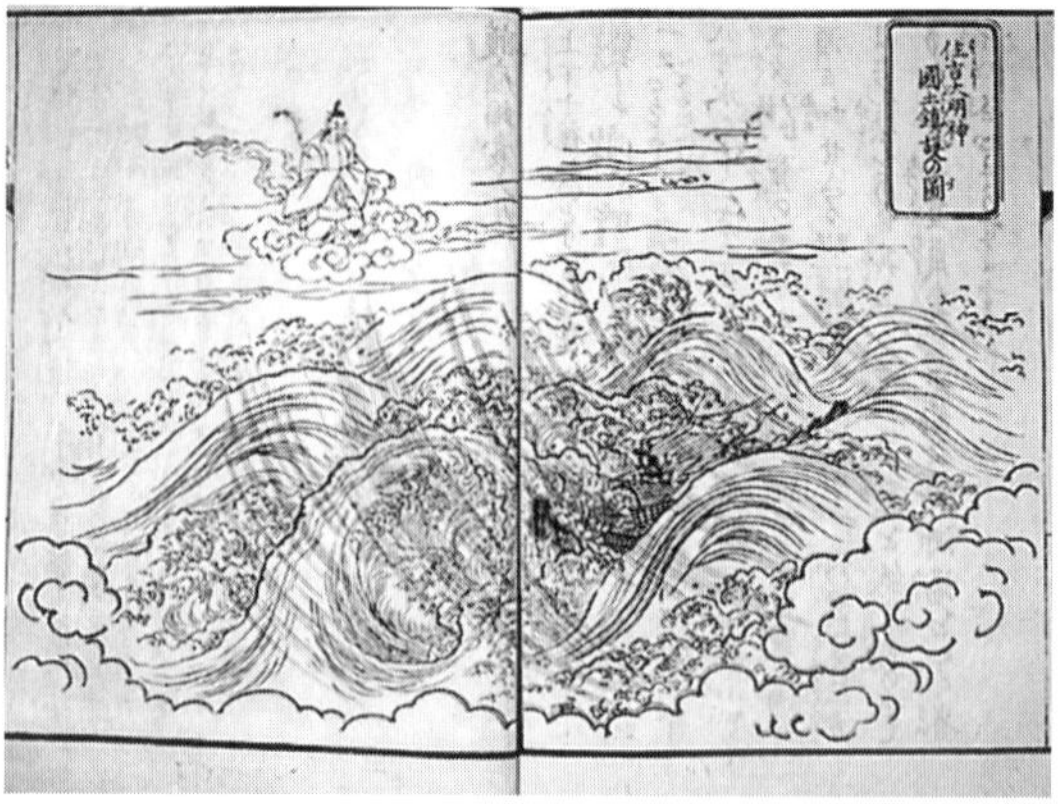

疱瘡神住吉大明神（『護痘錦嚢』より）

仏に祈るようになっていた。また疫病は個人の不摂生や不行跡《ふぎょうせき》が原因でなる病気、たとえば梅毒などとはっきり区別され、疫病神送りや祭りなど、町や部落全体が参加する行事が行われた。(19)

疱瘡神については、石塚汶上伊著『護痘錦嚢《ごとうきんのう》』に、「痘疹守護の神は、出雲《いずも》の国大社《くにおおやしろ》の末社《まつしゃ》に鷺森明神《さぎのもりみょうじん》というありて、一説に文徳仁寿《もんとくじんじゅ》三年、神明《しんめい》によりてこれを祭る。神体は天月神命《あめのつきみたまのみこと》といえり、今東都雑司ケ谷《ぞうしがや》鬼子母神《きしもじん》の境内に、鷺明神あり諸人疱瘡の神と尊び祭る。また、一説には疱瘡の神には、住吉大明神《すみよしだいみょうじん》を祭るべし。住吉の神は三韓降伏《さんかんこうふく》の神で痘は新羅国《しんらこく》より来たる病なり、これを祭りて病魔の邪気《じゃき》に勝つべきなり」とある。(20)

酒井シヅ氏によると、元禄時代の医書『小児養育草』にも、疱瘡神として鷺明神と住吉大明神とが記されているという。(21) これらは守り神としての疱瘡神で、この時代、この二つの疱瘡神が江戸では広く崇められていたことがわかる。疱瘡がはやりだすと、疱瘡神の張り紙を家の入り口に貼ったり、村の入り口に疱瘡神の石碑を建てたりして、疱瘡が入り込まないように願ったのである。

また、反対に祟り神としての疱瘡神もある。幕末には、鎮西八郎為朝《ちんぜいはちろうためとも》が八丈島《はちじょうじま》に流刑になったのに恐れをなして疱瘡神が八丈島に上がることができなかったと信じられて、為朝の赤色の錦絵《にしきえ》が痘瘡除けの呪《まじな》いとしてもてはやされた。

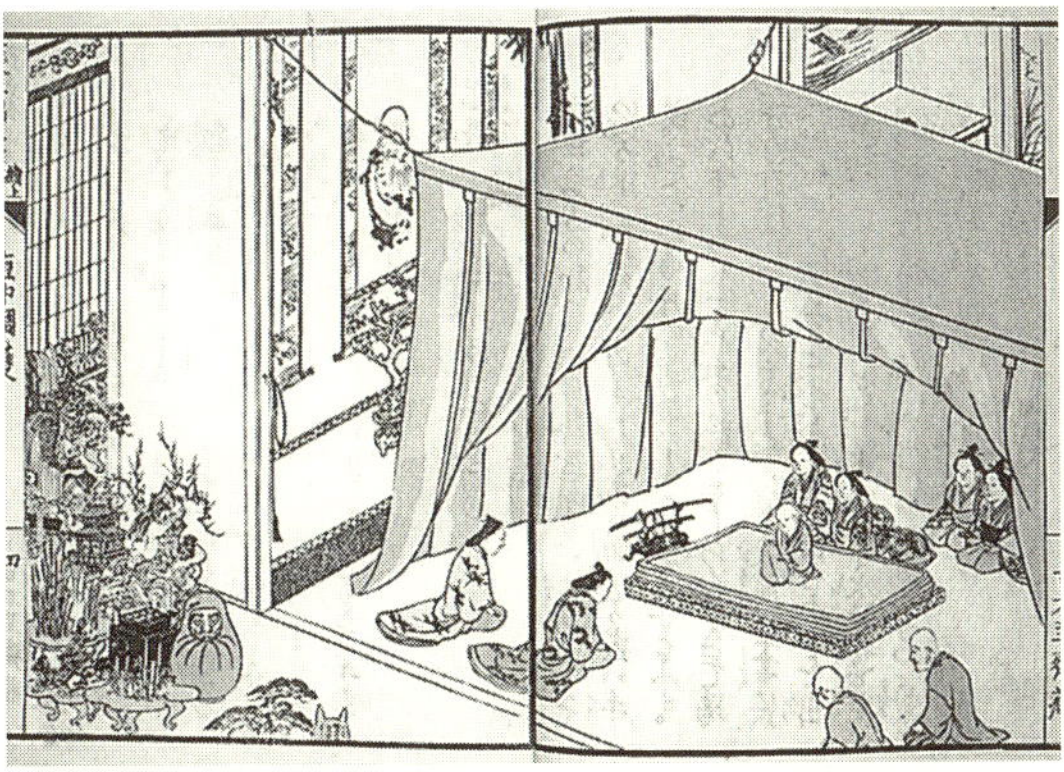

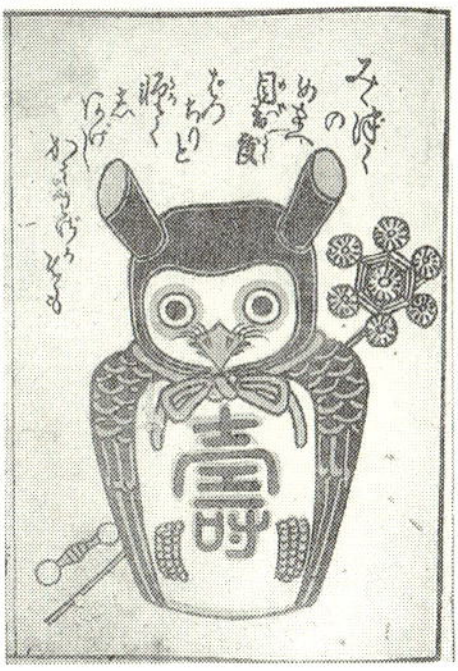

上：痘瘡患者の病室。部屋には赤い蚊帳をつり，患者の寝具も赤で，衣服は看病人も赤い服を着て，飾り物，玩具，本にいたるまで赤色を用いた（『護痘錦嚢』より）

下：赤絵（『赤絵本弥生庵雉丸』より）

お守り札に赤絵《あかえ》が使われたのは、痘鬼《とうき》が赤色を嫌うと信じられていたからである。香月牛山《ぎゅうざん》（一六五六―一七四〇年）の本に「屏風衣桁《びょうぶいこう》に赤き衣類を着さしめ、看病人もみな赤き衣類を着るべし、痘の色は赤きを好しとする故」

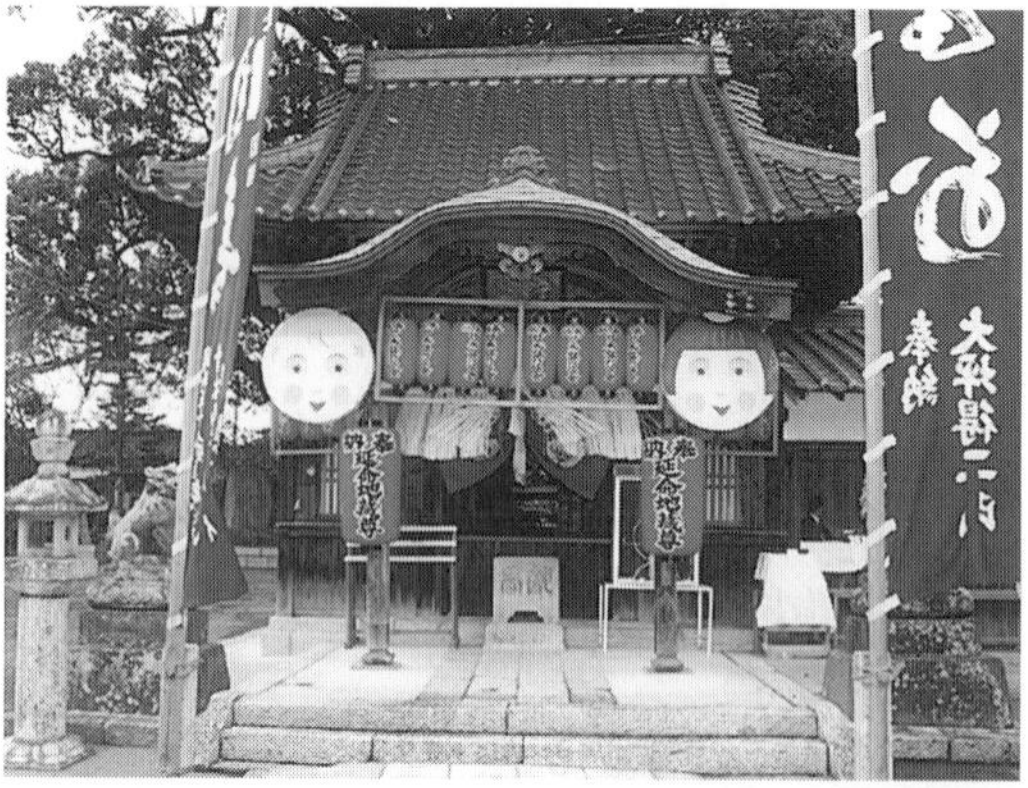

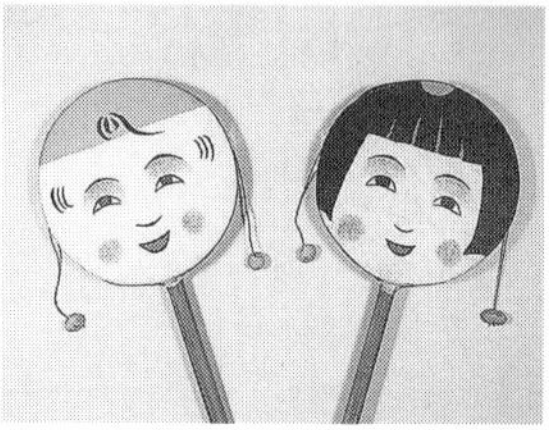

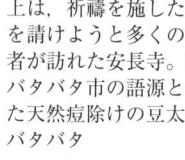

上は，祈禱を施した護符を請けようと多くの参拝者が訪れた安長寺。右は，バタバタ市の語源となった天然痘除けの豆太鼓・バタバタ

とある。発疹が赤いほど経過がよいという体験から出たものらしい。患者の見舞いにも赤摺《あかす》りの絵本が贈られた[22]。

幕末には疱瘡が神仏によるものでなく、接触伝染病であることがわかってきた。

緒方春朔が出た隣町（現・朝倉市甘《あま》木《ぎ》）には天然痘にゆかりの祭りがある。正月の四、五日に名物の豆太鼓（バタバタ）を求める参詣者で賑わう安長寺《あんちょうじ》の「バタバタ市」である。

甘木《あまぎ》の地名は、甘木遠江守安長《あまぎとおとうのかみやすなが》が建立した甘木山安長寺《かんぼくざんあんちょうじ》の山号「甘木《かんぼく》山《さん》」に由来すると伝えられている。九－一〇世紀頃、醍醐天皇の御代、南部より甘木安長と称する豪族が荘園管理のためにこの地に移住して、兼ねて信仰の篤い和州矢田の金剛寺《こんごうじ》より地蔵尊を拝請して、これを本尊として一大伽藍を建立し、甘木山と称した。この甘木安長が幼少の頃疱瘡を患って危篤に陥った。父安道《やすみち》は煩悶《はんもん》し、平素信仰する金剛寺に祈願し一命を取りとめたところから、この地蔵が霊験あらたかということになったらしい。

安長寺は、疱瘡除けの祈禱を施した護符を発行し、これを請けようと遠近の参拝者が多く訪れた。天然痘除けの豆太鼓の柄を両手ではさみ回転させることで、バタバタと可愛い音を発する。これが「バタバタ市」の語源となっている。竹ひごを丸く曲げ、秋月和紙を両面に貼り、太鼓の形状にして童子の顔を描き入れている。太鼓の左右に糸でつり下げられた豆が特徴的である。(23)

安長寺の黙压和尚（平野宗紀氏）によると、このバタバタ豆太鼓の原型を、ブータン王国のチベット仏教僧院に見ることができるという。ブータンでは高僧が亡くなると鳥葬に伏され、残された頭蓋骨はしばらくの間、厳《おごそ》かに弔《とむら》われたのち、この頭蓋骨を切断してこしらえた太鼓をパタパタと鳴らし、葬儀の送りに使うなど弔いに使われるそうだ。

当時の人々は神仏に祈るより他に手段はなかったのである。

隔離による避痘

天然痘が伝染病と信じられるまでは、この病は鬼神の依托であり、妖魔の仕業であると恐怖して、もろもろの汚穢《おわい》を嫌悪する思想によって、患者は山深い所に隔離され、いや捨てて顧みなかったのである。

山崎佐《たすく》（一八八八―一九六七年）の『日本疫史及防疫史』には、その隔離の状況が次のように詳しく記載されているが、悲惨なものであったようだ。

「池田瑞仙《ずいせん》の『国字痘疹戒草』に、

『肥前国天草、肥後国熊本、周防国岩国、紀伊国熊野、信濃国木曽山中、御嶽山のあたりにおいて、痘瘡患ふものあれば、一郷一村を隔て、人家を去ること一二里にして、山野深谷に小屋をしつらい、或は農家かりて、傍人を附け置きて、食物など、始めに運ばせ、一家親類たりとも出入りをやめて、医を迎えて薬を用ふることもなし』

とあり、享和三（一八〇三）年村井琴山の『痘瘡問答』にも、

『肥前大村及び肥後天草の如き痘瘡を懼《おそ》るるの甚だしき、若し痘疫内地に入れば、父母兄弟妻子の差別なく、皆之を山野に捨てて、決してこれを顧みず、唯その死生のままにして、治療をふることとなし、従令平癒するものありと雖《いえど》も、百日を過ぎ、一時を踰《こ》えざれば、その家に帰ることとなし』

とあり、又『旧大村藩種痘の話』に、

『旧大村藩領内は、古来痘瘡を恐るること甚《はなは》だしく、痘瘡は鬼神の依托なりとて、痘瘡にかかりたる者は、人家を離れたる山中に木屋を構えて、此処に舁置し、定めたる看護人の外は、

一切交通を断ち、親子夫婦たりとも、立ち寄ることを得ず、治療のことは申すに及ばず、万事の介抱行き届かず、十の七八は斃《たお》れ死し、全快して家に帰るは稀なり、而してその遺骸を先塋《せんえい》の墓地に葬りて、常式の葬祭を営むを得ず、幸いに全快したりとも多くは奇形盲目となり、別人のごと成果ることとなれば、痘瘡の厄済ざる内は、縁談の取組等も見合置く姿にて、一人前の人間とは認めざる有様なり、又其病家にては、病人を遠く離れたる山中に移し置いて、日々に飲食衣薬など一切需用の品を運び、医師を頼み、山使（天然痘済ノ人ヲ選ミ日々ノ音信運送等ニ使用スルモノヲ云ウ）を傭《やと》うなど、其費用夥しく、且一旦山に運び入れたる物品は、再人里に持ち帰ることなく、されど、俚諺に、痘瘡百貫と唱へ、中等以下の生計にては、大抵身代を遺し、累代の住家をも離るるもの少なからず、斯く痘瘡は、人にも、人家にも非常の災難を与ふることとなれば、一藩上下おしなべて恐れ悪むこと譬《たと》うるものなし。とて、斯を嫌忌して之を離隔したる、其悲惨の状尽くして余すところがないのである(24)』」

また、次のような鎌倉時代の避痘の故事が残っている(25)。

京都・臨済宗東福寺の通天橋は紅葉の名所として親しまれている。この東福寺第三世住持で、南禅寺の開祖である大明国師（一二一二–九一年）は、幼少時、ひどい熱病に罹った。おそらく痘瘡に罹ったものと考えられる。親族の者により信濃国（長野）のある山に捨てられた。やがて熱病にうなされて苦しんでいる子供の傍に一匹の黒犬と一匹の白犬が現れて、四六時中こ

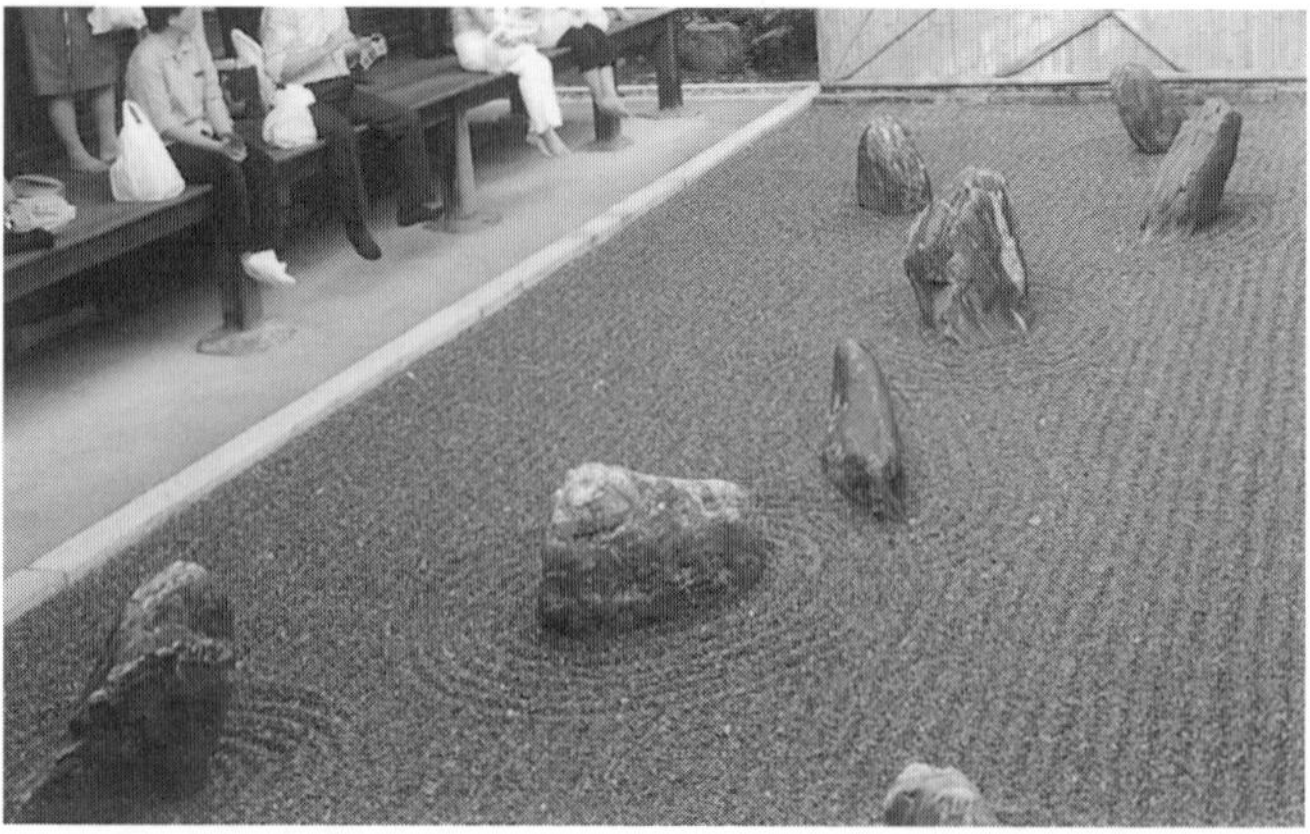
大明国師の故事にちなんだ東福寺龍吟庵の不離の庭。中央に長石を臥せ，その前後に白黒の二石が配置されている

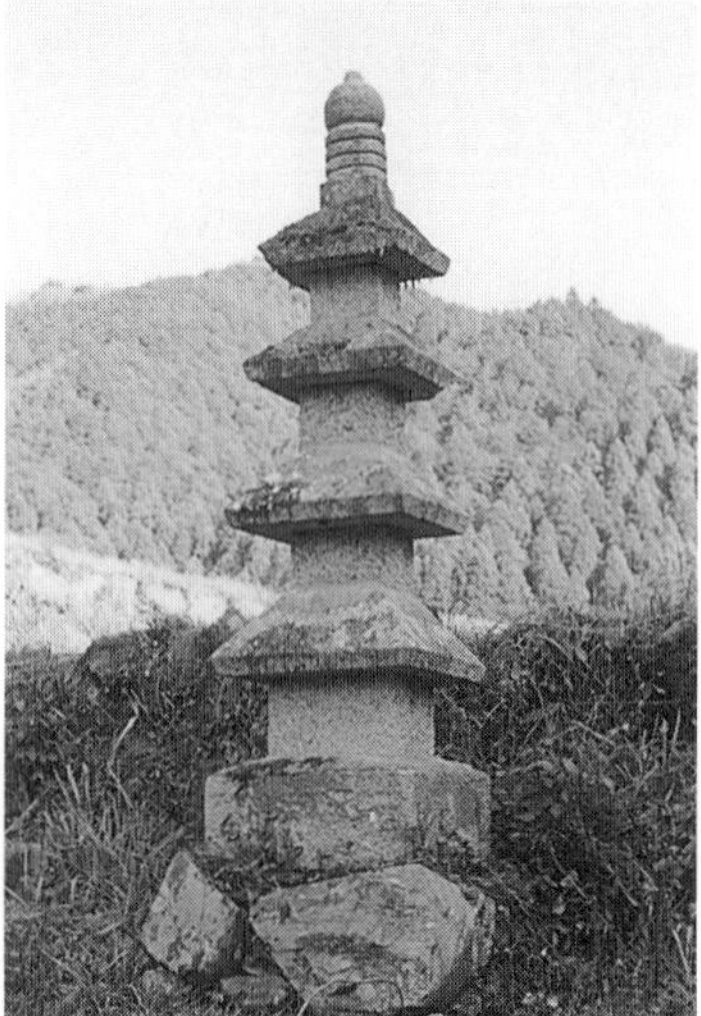
天然痘供養塔（上秋月小原）

の子を見張って、周りに集まってきた狼から危害を受けないように守っていた。
数日後、様子を見に山に登ってきた親族の者は、二匹の犬がこの幼児をしっかり守っているのを見て、この子は何か使命を持って生きるべき運命にある子供ではないかと感じ、里に連れ帰り皆で大事に育てたという。

東福寺龍吟庵《りょうぎんあん》の東庭「不離の庭」は、この故事に基づき重森三玲《みれい》（一八九六－一九七五年）によって作られた枯山水名園である。

このように、痘瘡患者を山深い所に隔離したのは、その病が伝染病であることを知っていて感染を防御するためではなく、この病は邪鬼の仕業であると恐れ、病人を汚穢なものと嫌悪する考えで行われたものである。しかし、結果的には患者の隔離が天然痘の伝染を防ぐことになった。各地に疱瘡山や痘瘡山と呼ばれて、患者を隔離させていたと思われる山野が残っている。文化年間（一八〇四－一八年）以降、橋本伯壽《はくじゅ》、山川揚庵《ようあん》らが出て、痘瘡は接触伝染病であって、これを予防するには、その患者に近寄ってはならない、その患者の使用した物品に触ってはいけない、その家の食物を食べてはならないと説いた。その後、痘瘡が伝染病であろうとわかってからは、隔離は伝播を防ぐことを主眼として行われるようになった[26]。

治療法

天然痘には対症療法はあっても、治療法はない。

蟻田功氏は、「近代の医学の進展にもかかわらず、この病気には治療法はない。生来の抵抗力が患者にあれば生命は助かり、もともと抵抗力が弱い人間は死亡する」と言う[27]。

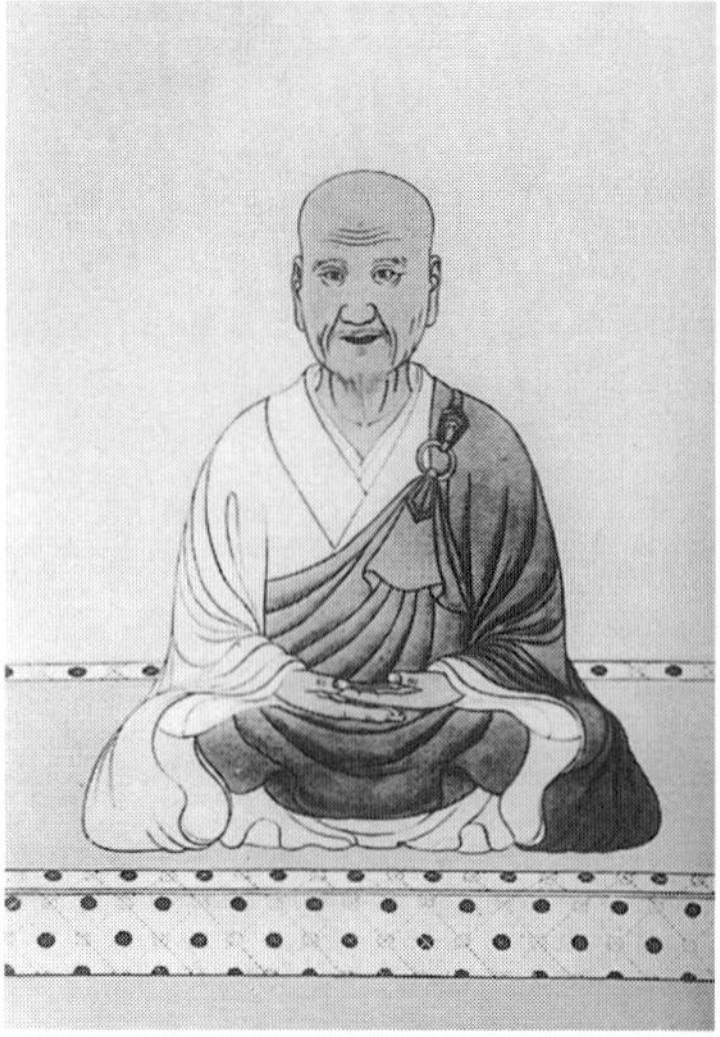

戴曼公（一名独立）
（藤波剛一『医学先哲肖像集』より）

したがって、当初は対症療法が中心であった。

江戸時代には天然痘治療の専門家を「痘科」といい、承応年間（一六五二－一六五五年）に明《みん》から亡命してきた戴曼公《たいまんこう》（一名独立《どくりゅう》。一五九六－一六七二年）が最初に名乗った。彼は長崎から岩国に移り住み、その地の池田正直《せいちょく》に治療術を教え、それが池田家の家業となって代々痘科として名声を得ることになる。正直から数えて四代目の瑞仙《ずいせん》（一七三五－一八一六年）は江戸幕府の医官に取り立てられた。寛政十（一七九八）年には幕府が設けた医学校「医学館」に痘科が設置され、瑞仙はその教授となる。瑞仙の子瑞英《ずいえい》（一七八六－一八三六年）、およびその養子霧溪《むけい》（一七八四－一八五七年）も多くの著書を残して、幕末まで痘科の繁栄が続いた。[28]

森鷗外はこの池田家について詳細に調べ、『澀江抽齋《しぶえちゅうさい》』の中で次のように記している。『澀江抽齋』は名文とされているので、要約せずにそのまま掲載する。

「次は抽齋の痘科の師となるべき人である。池田氏、名は奫《いん》、字は河澄《かちょう》、通称は瑞英、京水と号した。
原来《がんらい》疱瘡を治療する法は、久しく我国には行われずにいた。病が少しく重くなると、尋常の医家は手を束ねて傍看した。そこへ承応二年に戴曼公《たいまんこう》が支那から渡って来て、不治の病を治し始めた。龔廷賢《きょうていけん》を宗とする治法を施したのである。曼公、名は笠、杭州仁和《じんわ》県の人で、曼公とは其字である。明の万歴二十四年の生《うまれ》であるから、長崎に来た時は五十八歳であった。曼公が周防国岩国に足を留めていた時、池田嵩山《すうざん》と云うものが治痘の法を受けた。嵩山は吉川家《きつかわけ》の医官で、名を正直《せいちょく》という。先祖は蒲冠者範頼《かばのかんじゃのりより》から出て、世々出雲に居り、生田氏を称した。正直の数世の祖信重《しんちょう》が出雲から岩国に還って、始て池田氏に更めたのである。正直の子が信之《しんし》、信之の子が正明《せいめい》で、戴慢公の遺法を伝えていた。

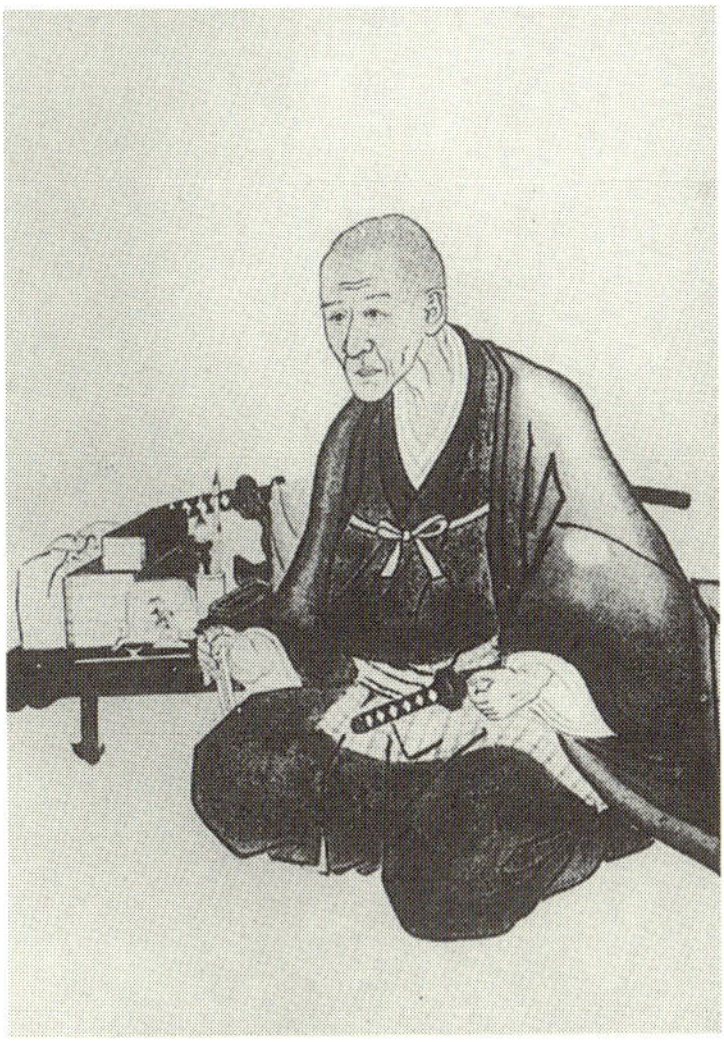
池田瑞仙
(『医学先哲肖像集』より)

然るに寛保二年に正明が病んで将《まさ》に歿せんとする時、其子獨美《どくび》は僅に九歳であった。正明は法を弟槇本坊詮應《まきもとぼうせんおう》に伝えて置いて瞑した。そのうち獨美は人と成って、詮應に学んで父祖の法を得た。宝暦十二年獨美は母を奉じて安芸国厳島に還った。厳島に疱瘡が盛に流行したからである。安永二年に母が亡くなって、六年に獨美は大阪に往き、西堀江隆平橋の畔《ほとり》に住んだ。此時獨美は四十四歳であった。

獨美は寛政四年に京都に出て、東洞院《ひがしとういん》に住んだ。此時五十九歳であった。八年に徳川家斉《いえなり》に辟《め》されて、九年に江戸に入り、駿河台に住んだ。此年三月獨美は躋壽館《せいじゅかん》で痘科を講ずることになって、二百俵を給せられた。六十四歳の時の事である。躋壽館には獨美のために始て痘科の講座が置かれたのである。

抽斎の生れた文化二年には、獨美がまだ生存して、駿河台に住んでいた筈である。年は七十二歳であった。獨美は文化十三年九月六日に八十三歳で歿した。遺骸は向島小梅村の嶺松寺に葬られた。

獨美、字は善卿《ぜんけい》、通称は瑞仙、錦橋又蟾翁《せんおう》と号した。その蟾翁と号したには面白い話がある。獨美は或時大きい蝦蟇《がま》を夢に見た。それから抱朴子《ほうはくし》を読んで、其夢を祥瑞だと思って、蝦蟇の画をかき、蝦蟇の彫刻をして人に贈った。これが蟾翁の号の由来である。

池田獨美には前後三人の妻があった。安永八年に歿した妙仙、寛政二年に歿した壽慶、それから嘉永元年まで生存していた芳松院緑峰である。緑峰は菱谷氏、佐井氏に養われて獨美に嫁したのが、獨美の京都にいた時の事である。三人共子は無かったらしい。

獨美が厳島から大阪に還った頃妾《しょう》があって、一男二女を生んだ。男は名を善直《ぜんちょく》と云ったが、多病で業を継ぐことが出来なかったそうである。二女は長を智秀と謚《おくりな》した。寛政二年に歿している。次は知瑞と謚した。安政九年に夭折している。此外に今一人獨美の子があって、鹿児島に住んで、其子孫が現存しているらしいが、此家の事はまだこれを審《つまびらか》にすることが出来ない。

獨美の家は門人の一人が養子になって嗣いで、二世瑞仙と称した。これは上野国桐生の人村岡善左衛門常信の二男である。名は晉、字は柔行《じゅうこう》、又直卿、霧渓と号した。躋壽館の講座をも此人が継承した。

初め獨美は曼公の遺法を尊重する余《あまり》に、これを一子相伝に止め、他人に授くることを拒んだ。然るに大阪にいた時、人が諫めて云うには、一人の能く救う所には限がある、良法があるのにこれを秘して伝えぬのは不仁であると云った。そこで獨美は始て誓紙に血判をさせて弟子を取った。それから門人が次第に殖えて、歿するまでには五百人を踰《こ》えた。二世瑞仙は其中から簡抜せられて螟蛉子《めいれいし》となったのである。

獨美の初代瑞仙は素《もと》源家の名閥だとは云うが、周防の岩国から起って幕臣になり、駿河台の池田氏の宗家となった。それに業を継ぐべき子がなかったので、門下の俊才が入って後を襲った。遽《にわか》に見れば、なんの怪むべき所もない。

しかし、こゝに問題の人物がある。それは抽斎の痘科の師となるべき池田京水である。

京水は獨美の子であったか、姪《おい》(ママ)であったか不明である。向島嶺松寺に立っていた墓に刻してあった誌銘には子としてあったらしい。然るに二世瑞仙晉の子直温《ちょくおん》の撰んだ過去帖には、獨美の弟玄俊の子だとしてある。子にもせよ姪《おい》にもせよ、獨美の血族たる京水は宗家を嗣ぐことが出来ないで、自立して町医になり、下谷徒士町《かちまち》に門戸を張った。当時江戸には駿河台の官医二世瑞仙と、徒士町の町医京水とが両立していたのである。

種痘の術が普及して以来、世の人は疱瘡を恐るゝことを忘れている。しかし昔は人の此病を恐るゝこと、癆《ろう》を恐れ、癌を恐れ、癩を恐るゝよりも甚だしく、其流行の盛なるに当っては、社会は一種のパニックに襲われた。池田氏の治法が徳川政府からも全国の人民からも歓迎せられたのは当然の事である。そこで抽齋も、一般医学を蘭軒に受けた後、特に痘科を京水に学ぶことになった。丁度近時の医が細菌学や原虫学や生物化学を特修すると同じ事である。

池田氏の曼公に受けた治痘法はどんなものであったか。従来痘は胎毒だとか、穢血《おけつ》だとか、後天の食毒《しどく》だとか云って、諸家は各々《おのおの》その見る所に従って、諸証を攻むるに一様の方を以てしたのに、池田氏は痘を一種の異毒異気だとして、所謂八証四節三項を分ち、偏僻《へんぺき》の治法を斥けた。即ち対症療法の完全ならんことを期したのである[29]」

積極的な予防法

天然痘に対する積極的な予防法が、予防接種の種痘《しゅとう》である。

天然痘は一回罹ると二度と発病しないことがわかっていたので、故意に軽く感染させて逃れようとしたのが人痘種痘法《じんとうしゅとうほう》の始まりだと言われている。痘漿《とうしょう》（痘瘡《とうそう》の水疱から出る膿汁）や痘痂《かさぶた》を採取して健康人に接種し、人工的に軽い天然痘に罹らせて、自然発生した大流行時に罹らないようにする方法である。

種痘の淵源《えんげん》は、中央アジアであろうと言われる。それが東西の二方向に分かれて、世界に広まっていった。東に向かったものは、中国の宋の時代に人痘種痘法として行われるようになった。西に向かったものは、インドを経てトルコで広まり、そこから英国に伝わり、ヨーロッパに広まった。

日本に種痘法が伝わったのは、延享元（一七四四）年、中国の李仁山《りじんせん》が長崎に来た時だった。(30) 長崎の奉行の命令で李仁山から堀尾道元ら二、三人の医師が初めて人痘種痘法を教えてもらったことが『辨醫斷《べんいだん》』に記載されている。(31) しかし、いつ教えてもらったかの年紀は記載がない。

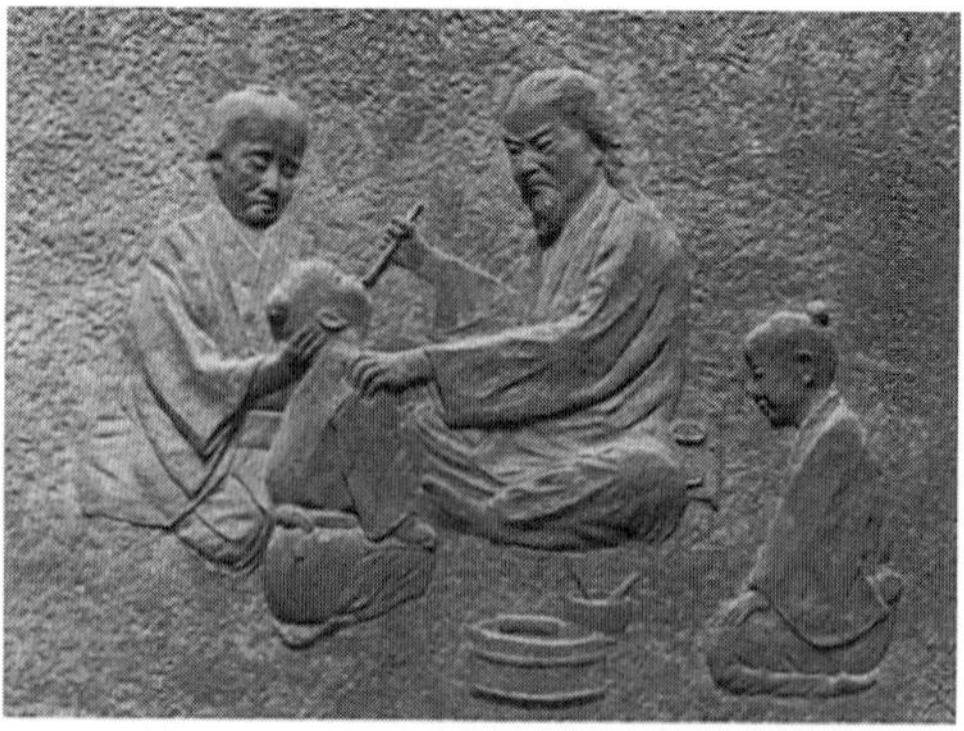

人痘種痘法の様子（緒方春朔種痘成功200年記念のレリーフ原板。斎田文夫氏作成）

人痘種痘法

人痘種痘法は中央アジアから起こったもので、中国起源とインド起源のものがある。

中国式人痘種痘法には四法あり、『醫宗金鑑《いそうきんかん》』が編纂された乾隆《けんりゅう》七（一七四二）年以前からすでに中国で行われていたという。江右（現在の江西省）から発生し、京畿（現在の北京）にまで及んだ。その源を追跡すると、宋真宗《しんそう》（九六八－一〇二二年）の時代、峨《が》眉山《びさん》に仙人が現れ、丞相《じょうしょう》（現在の総理大臣に相当）の息子を種痘から救ったことに始まる。このような伝説は信憑性に欠けるものはあるが、客観的に見るなら参考の余地もあろう[32]。

インドではすでに紀元一世紀には、いわゆる種痘法なるものが医術として存在していた。インド起源の種痘法は、針尖で前膊や上膊の皮膚を軽く擦過して浅い傷を作り、それに痘漿を吸収させた小塊を貼り、包帯や布で固定したものである。

これがトルコに渡って、痘痂を点苗する「トルコ式人痘針刺接種法」として行われる。やがて、トルコ式人痘種痘法はヨーロッパの諸国に広がっていった。この普及に尽力したとしてよく知られているのが、駐トルコ・イギリス公使モンタギュー夫人（一六八九－一七六二年）である。夫人は一七一七年三月、自分の息子に対し公使館医メートランドに種痘を実施させ、ロンドンに帰るや、再び一七二一年に娘に接種させた。またメートランドは囚人たちにも実施して成功、その効力を確実にし、一般に普及させた。[33] この手技を採用して発展させたのがジェンナーの牛痘種痘法《ぎゆうとうしゆとうほう》である。

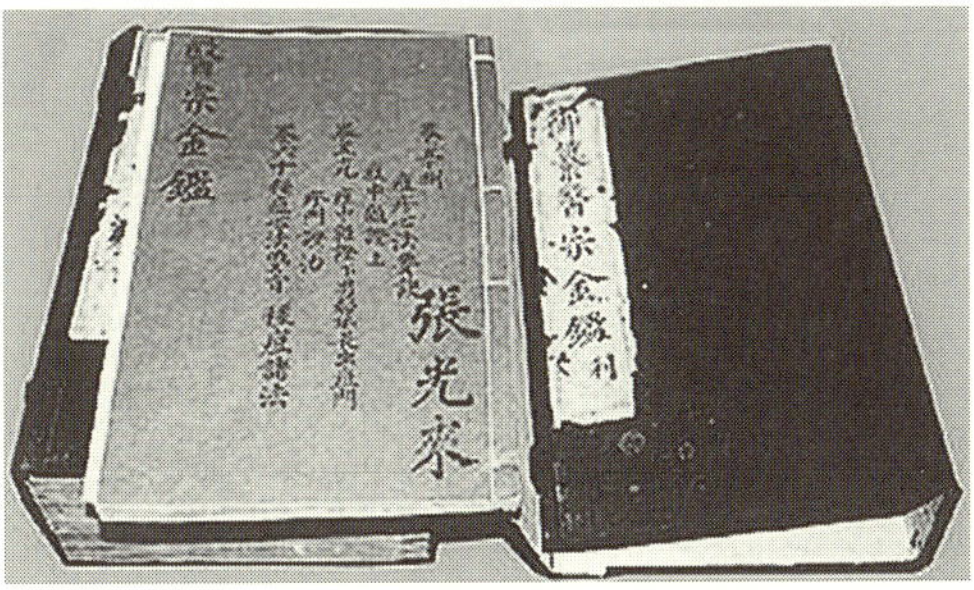

『醫宗金鑑』

『醫宗金鑑』の四法

乾隆七（一七四二）年に出版された中国の医書『醫宗金鑑』は、宝暦二（一七五二）年には日本に輸入された。その種痘の部「編纂幼科種痘心法要旨」を漢文訓読文に直したものが、安永七（一七七八）年に国内で『幼科種痘心法』として刊行された。[34]

『醫宗金鑑』は勅命により当時の中国伝統医学を集大成した九十巻からなる大医学書で、その第六十巻が「編纂幼科種痘心法要旨」となっており、種痘の方法について詳しく記載する。[35]

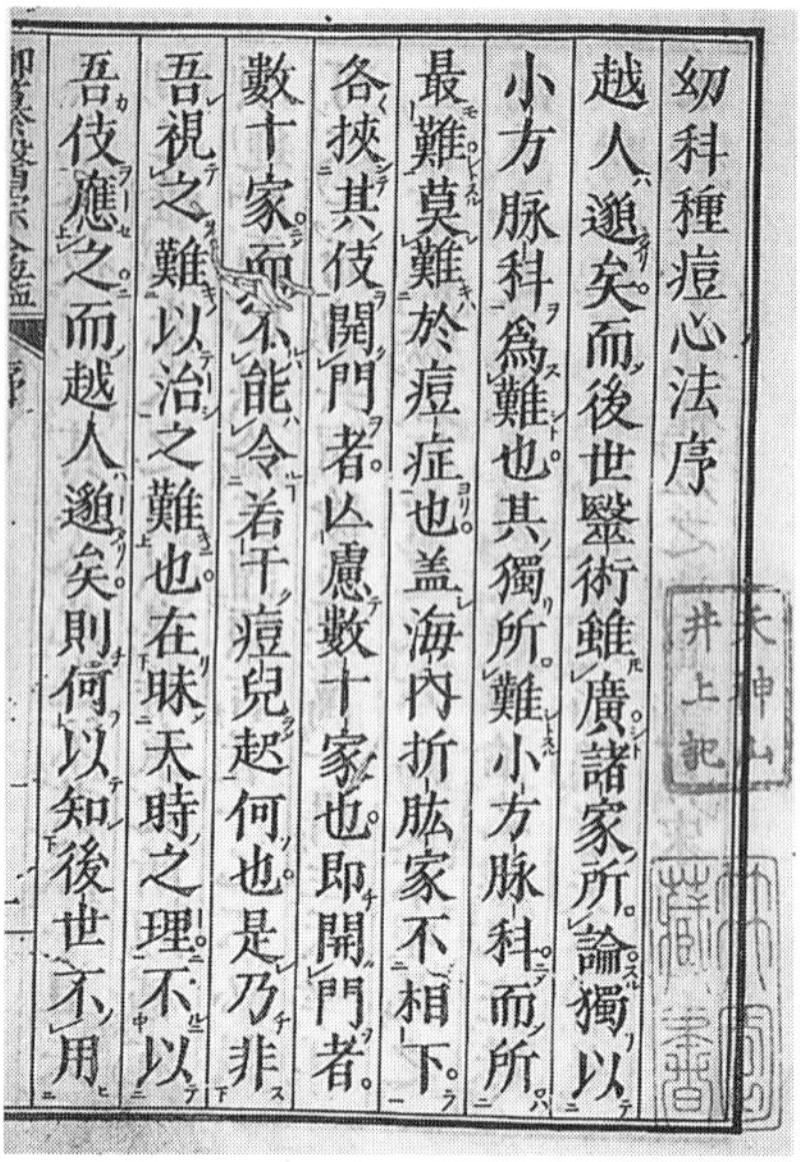
幼科種痘心法序
越人邈矣而後世毉術雖廣諸家所論獨以
小方脈科爲難也其獨所難小方脈科而所
最難莫難於痘症也蓋海内折肱家不相下
各挾其伎開門者亾慮數十家也即開門者
數十家而不能令若干痘兒起何也是乃非
吾視之難以治之難也在昧天時之理不以
吾伎應之而越人邈矣則何以知後世不用

岸本惟孝撰『幼科種痘心法』

医学者・富士川游《ゆう》（一八六五―一九四〇年）は、「志那ノ醫書中ニテ種痘門ヲ立テテ精シクソノ事ヲ説キタルハコノ書ヲ以テ嚆矢トス」と『醫宗金鑑』を紹介している[36]。『醫宗金鑑』に記載された種痘四法は次の通りである。

①水苗種法《すいびょうしゅほう》

種痘をする時は、小児の気血《きけつ》と内臓の調子がよいことを確認し、体内に痰、熱、消化不良などの症状はなく、また体外に六淫《りくいん》（風邪、寒邪、暑邪、湿邪、燥邪、火邪（熱邪））の気相の影響がない場合に、良い痘痂を用いて接種を行う。一歳の小児は二十粒あまり、三、四歳の小児は三十粒あまりを使用し、痘痂をきれいな陶器の中に入れ、柳木で作った杵で粉にし、清水三から五滴入れる。春はぬるま湯、冬は熱いお湯を使用する。これを新綿につけ、乾くようであれば再び清水を数滴加える。極めて薄片にし、内側に痘屑を調え、棗《なつめ》の核のように捏《こ》ねて、紅線でもって栓通し留めたものを、男性は左の鼻孔、女性は右の鼻孔に納め入れる。看守するため人を側につけておかなければならない。もし小児がこれを手でひねるようなことがあれば禁じる。あるいはくしゃみをして出たら急いで鼻内に納め入れる。苗気が洩れるのを恐れるため緩やかではいけない。十二時間を目安に取り出す。天候が寒い場合はより長く、温かい場合はより短くする。鼻から入った痘気は、五臓に送られ、七日後初めて発熱し、発熱してから三日後から痘疹が出始め、三日間で全部出る。全部出てから三日後痘漿が出て、さらに三日後痘痂ができる。これで成功となる[37]。

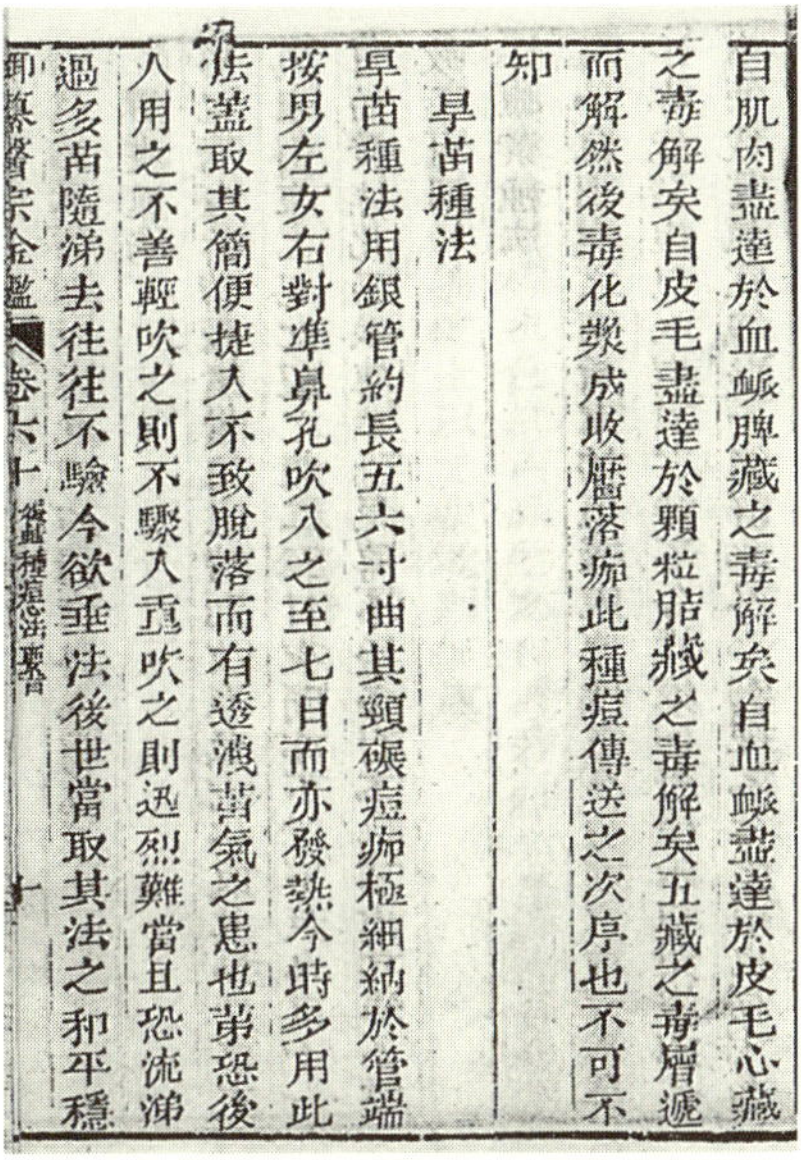
自肌肉盡達於血脈脾藏之毒解矣自血脈盡達於皮毛心藏
之毒解矣自皮毛盡達於顆粒肝藏之毒解矣五藏之毒層遞
而解然後毒化漿成收靨落痂此種痘傳送之次序也不可不
知

旱苗種法

旱苗種法用銀管約長五六寸曲其頸碾痘痂極細納於管端
按男左女右對準鼻孔吹入之至七日而亦發熱今時多用此
法蓋取其簡便捷入不致脱落而有迸洩苗氣之患也第恐後
人用之不善輕吹之則不驟入重吹之則迅烈難當且恐流涕
過多苗隨涕去往往不驗今欲垂法後世當取其法之和平穩

御纂醫宗金鑑 卷六十

『醫宗金鑑』の旱苗種法

②旱苗種法《かんびょうしゅほう》

旱苗種法は、約五から六寸（十五センチ前後）の銀管を用いる。その頸を曲げ管端に極細にした痘痂を納め、男性は左の鼻孔、女性は右の鼻孔に吹き入れる方法である。七日後発熱する。現在はこの方法が多く使用されている。非常に簡便で早くでき、脱落をしないからだろう。しかし苗気がもれる災いがある。吹き入れる際の力加減が重要となる。軽く吹くと痘痂が中に入らず、強く吹き入れると激烈にして鼻水が過多にて苗が流れ出てしばしば効果がないことがある。この法を今後広めるにはよく慣れた経験者に当たらせるべきである[38]。

③痘衣種法《とういしゅほう》

小児出痘者は、長漿漿足の時が痘気が充盛している。その衣を取って身体に貼る。未だ天然痘を患っていない小児に二、三日間、夜間も脱がせず着せると、九日から十一日後に初めて発熱する。これが衣伝である。気が薄くて透らず、多くは発熱せず痘も出ないことが多い。故に用いるべきでない[39]。

④痘漿種法《とうしょうしゅほう》

発痘状態がよい小児患者を選び、綿で痘漿をぬぐい、男性は左の鼻孔、女性は右の鼻孔に入れる方法である。よく発痘する。ただ、痘漿を取る時、痘漿が潰され、患者に悪影響を及ぼす可能性があり、このような残忍な方法は用いるべきではない[40]。

『醫宗金鑑』はこの四つの方法の効果について次のように書いている。

四つのうち水苗種法が最も有効であり、その次が旱苗種法である。痘衣種法はその効果に劣り、痘漿種法は残忍である。古代から水苗種法がよく利用されたのは、この方法が最も安全だからである。近代になって旱苗種法が利用され始めたが、効き目が強い代わりに安全性に欠ける。痘衣種法と痘漿種法は絶対に行ってはならない。水苗種法を推薦する理由は、安全かつ効力がほどよく、治療過程において小児に害を与えないためである。旱苗種法は効き目は強いが、水苗種法に近いため、小児が健康状態であれば試すことは可能であると説明している。

これらのうち、痘衣種法と痘漿種法は、いわば自然感染の経路を取らせる危険なもので、一般には用いられなかったようだ。

緒方春朔が日本で成功し広めたのは、「効き目が強い代わりに安全性に欠ける」とされた旱苗種法である。彼は自分でこの法を改良し、独自の旱苗種法を用いた。旱苗種法は、日本に導入されてからは、旱苗法《かんびょうほう》、鼻《び》旱苗法《かんびょうほう》、乾苗法《かんびょうほう》、鼻《び》乾苗法《かんびょうほう》とも呼ばれるようになった。

牛痘種痘法

人痘種痘法は効果が不安定で危険性も高かったため、天然痘の予防接種としてはまだ不完全な方法であった。

これとは別にジェンナーの牛痘種痘法がある。より安全で効果的だったので、日本に輸入されるやいなや人痘種痘法は廃れていった。

ジェンナーは種痘を一七九六（寛政八）年五月十四日に発明した。イギリスではその頃、乳牛に時々牛痘が流行し、これに感染した乳搾りの女性は天然痘に感染しないことが知られていた。

そこでジェンナーは乳搾りの女性の手から牛痘の膿汁を取り、八歳の少年の腕に傷をつけてこれを接種した。その六週後の七月一日に天然痘の膿をこの子供に接種しても、何も反応が見られなかった。数カ月後、この子にもう一度、天然痘の膿を接種してみたが、何の作用も表さなかったことが、発見の重大なきっかけとなった(41)。

すなわち、牛痘は人間にも感染する。しかし手や手首に限局性の病変を生ずるだけで、生命に危険を及ぼすことが極めて少なく、自然に治癒する。そして人間が一度牛痘に罹ると、もはや天然痘には罹らないというわけである。

牛痘種痘法が日本で実施されるようになるのは、嘉永二（一八四九）年であったが、それより早く種痘法の情報が伝わっていたと、酒井シヅ氏は、次の四点を挙げ、その後に牛痘法が日本に導入されてからの様子を述べている。

「第一は、享和年間にオランダ商館長ズーフから西洋の情報として伝えられていた。

第二は、文化十年（一八一三）に、松前に帰ってきたロシア漂流民中川五郎治が、ロシアからジェンナーの種痘書を持ち帰ったときであった。

第三は、文政元年（一八一八）、浦賀に英国軍艦が来たとき、通訳にあたった馬場佐十郎に英国人将校が、ジェンナーの種痘法について語り、痘苗を見せたときであった。

第四は、文政六年（一八二三）にシーボルトが来日したときであった。シーボルトは痘苗をもってきて、種痘を行ったが、長い船旅の間に痘苗が腐敗して、無効になってしまっていた。

かくして、ジェンナー牛痘法はすばらしいという情報が伝わり、人々は、とくに蘭学者は、牛痘の痘苗が無事に日本にもたらされることを切望していた。

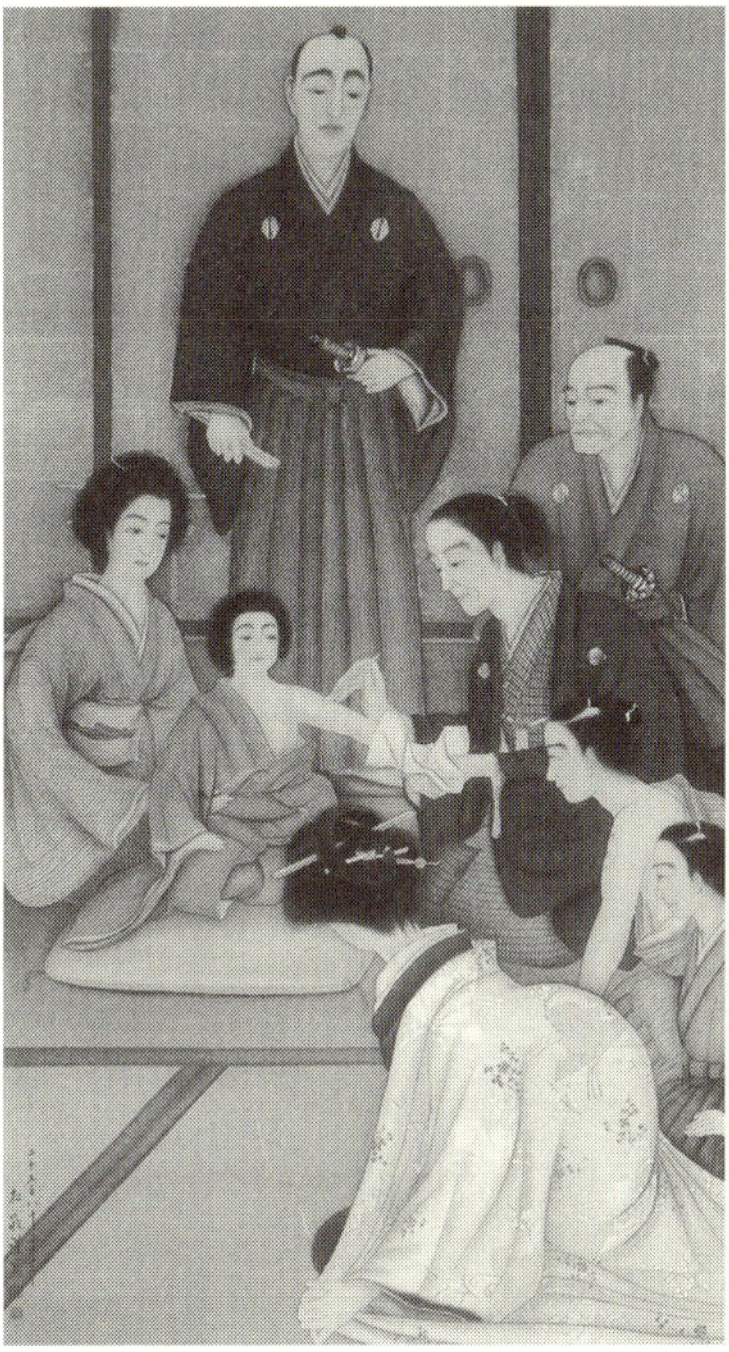
陣内松齢筆「直正公嗣子淳一郎君種痘之図」（佐賀県立病院好生館蔵）

しかし、シーボルト事件のあと、一時、オランダ商館はオランダ人医師の来日を見合わせていた。そのために痘苗がくるのが遅れて、嘉永二年（一八四九）にはじめて有効な痘苗が到着した。ジェンナーが牛痘接種法を発明してから五十年余がたっていた。
待ちに待った痘苗に、蘭方医や人痘種痘をしていた医師は興奮を隠せなかった。七月に長崎、佐賀で成功した種痘法は、急激に全国に普及し、その年の暮れには各地で実施されるようになった[42]」

〔引用・参考文献〕
（1）川村純一『病いの克服——日本痘瘡史』三〇頁、思文閣出版、一九九九年
（2）蟻田功『天然痘根絶ターゲット・0』二二八頁、毎日新聞社、一九七九年
（3）木村盛世『厚生労働省崩壊——天然痘テロに日本が襲われる日』九六－九八頁、講談社、二〇〇九年
（4）小田泰子『種痘法に見る医の倫理』八頁、東北大学出版会、一九九九年
（5）前掲文献（1）三五頁
（6）宇治谷孟訳『続日本紀（上）全現代語訳』三五〇頁、講談社学術文庫、一九九二年
（7）前掲文献（6）三五三頁
（8）前掲文献（2）二一九頁
（9）河岡義裕『インフルエンザ危機』一〇－一一頁、集英社新書、二〇〇五年
（10）前掲文献（1）四五－四六頁
（11）前掲文献（6）三六七頁

（12）前掲文献（6）三七七頁
（13）前掲文献（1）八一―八三頁
（14）前掲文献（1）七五頁
（15）岡部信彦「痘そう（天然痘）」『日本医師会雑誌』臨時増刊号「感染症の診断・治療ガイドライン二〇〇四」第一三二巻　第一二号、七一頁、二〇〇四年
（16）添川正夫『日本痘苗史序説』五頁、近代出版、一九八七年
（17）前掲文献（15）七一頁
（18）井上尚英『生物兵器と化学兵器――種類・威力・防御法』一七九―一八二頁、中公新書、二〇〇三年
（19）酒井シヅ『病が語る日本史』一九五―一九七頁、講談社学術文庫、二〇〇八年
（20）石塚汶上伊『護痘錦嚢』下、三四―三六丁、一八二四年
（21）前掲文献（19）一九七頁
（22）酒井シヅ『日本の医療史』三六六頁、東京書籍、一九八二年
（23）林敏弘『甘木山安長禅寺物語』七―一三頁、安長禅寺、一九九二年
（24）山崎佐『日本疫史及防疫史』二四六―二四七頁、克誠堂、一九三〇年
（25）福島慶道・壇ふみ『古寺巡礼　京都三　東福寺』一三二頁、淡交社、二〇〇六年
（26）前掲文献（24）二四八―二四九頁
（27）前掲文献（2）一四頁
（28）前掲文献（22）三七五頁

(29) 森鷗外『澀江抽齋』三八―四二頁、岩波書店、一九四〇年
(30) 前掲文献(19)二〇二頁
(31) 堀尾道元『辨醫斷』附録(下)一五―二二丁、加賀屋善蔵製本、一八二五年、九州大学附属図書館蔵
(32) 乾隆皇帝編纂『医宗金鑑』巻六十、「編纂幼科種痘心法要旨」一丁、一七四二年
(33) 前掲文献(1)一七八―一七九頁
(34) 岸本惟孝撰『幼科種痘心法』東都書林、一七七八年
(35) 乾隆皇帝編纂『医宗金鑑』巻六十、「編纂幼科種痘心法要旨」一七四二年
(36) 富士川游『日本醫学史』四七七頁、日新書院、一九四一年
(37) 前掲文献(32)九丁
(38) 前掲文献(32)十丁
(39) 前掲文献(32)十丁
(40) 前掲文献(32)十―十一丁
(41) エドワード・ジェンナー著、長野泰一・佐伯潔訳編『牛痘の原因及び作用に関する研究――種痘法の発見』五二―五四頁、大日本出版、一九四四年
(42) 前掲文献(19)二〇三―二〇四頁

種痘成功までの足跡

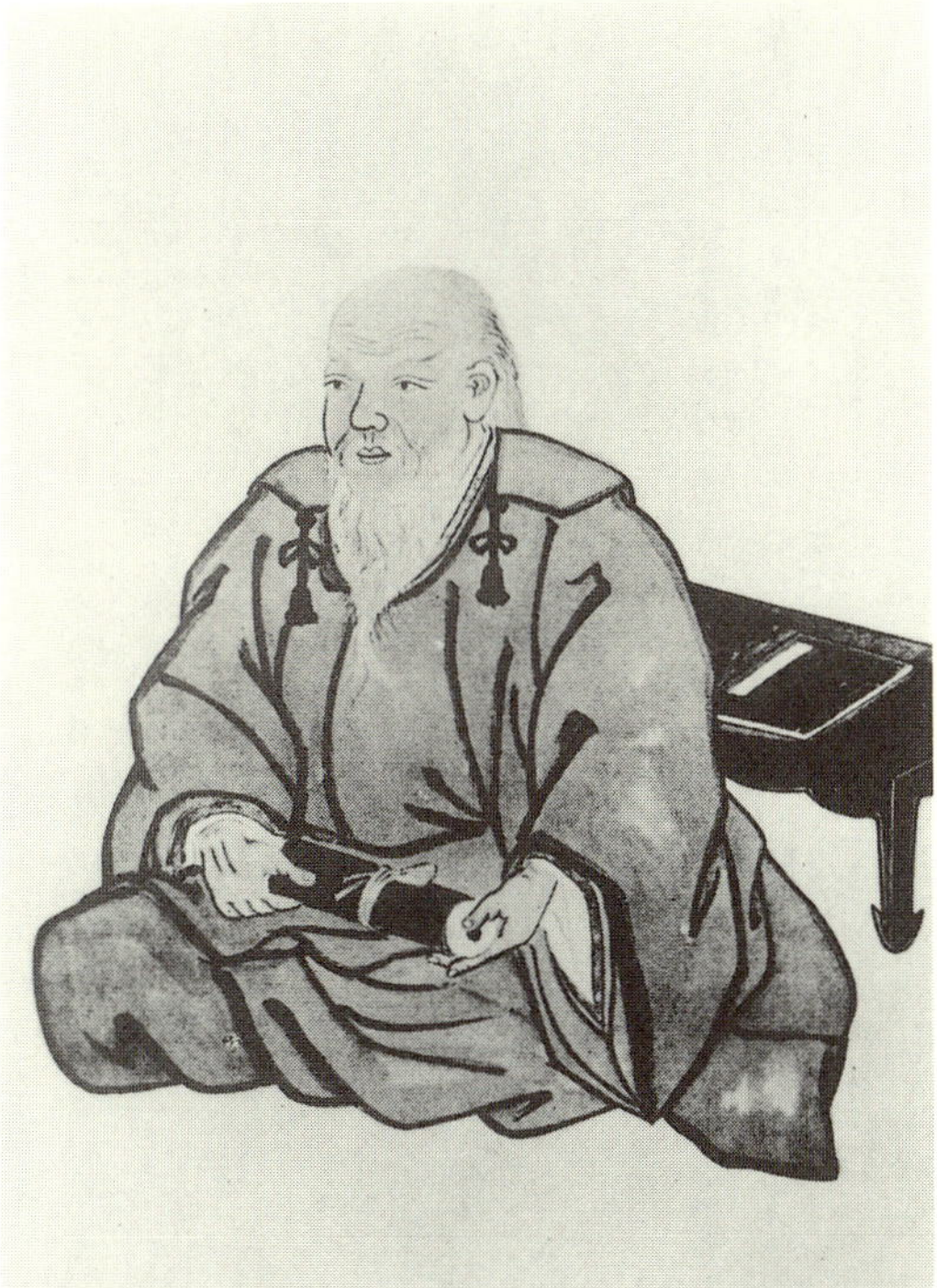

緒方春朔（藤波剛一『医家先哲肖像集』より）

久留米で生まれ育つ

春朔は諱《いみな》を惟章《これあきら》、号を済庵《さいあん》または洞雲軒《どううんけん》と称した(1)。寛延元（一七四八）年八月十八日、久留米藩士小田村甚吾《おだむらじんご》の二男として久留米で生まれる(2)。母は小田村甚兵衛《じんべえ》の娘である(3)。

ところで、これまで文献では春朔の父親は瓦林清右衛門《かわらばやしせいうえもん》と記されていた。母親については、小田村甚兵衛娘と記されているものと、秋月藩領下座《げざ》郡小田村（現・朝倉市福田町小田）の甚兵衛の娘とするものがある。拙著『種痘の祖緒方春朔』(4)では、小田村の甚兵衛の娘と記した。しかし、小田村の甚兵衛なる人物の存在に疑問を持ち調べてみたところ、久留米藩士系図である『御家中《ごかちゅう》略系譜』(2)と『中扈従《ちゅうこじゅう》御徒《おかち》士畧系圖』(3)に、久留米藩士瓦林家と小田村家の系図を見つけることができた。

『御家中略系譜』巻九によると、久留米藩士瓦林忠左衛門の二男に「瓦林清右衛門」（初竹三郎、新兵衛、

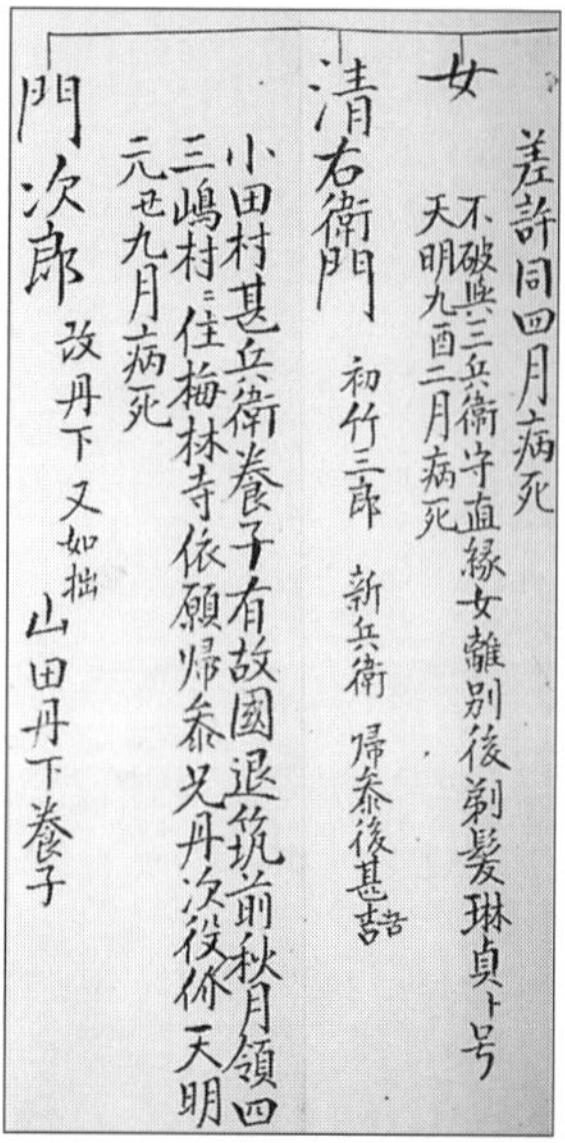

『御家中略系譜』の瓦林忠左衛門系図（久留米市・篠山神社蔵）

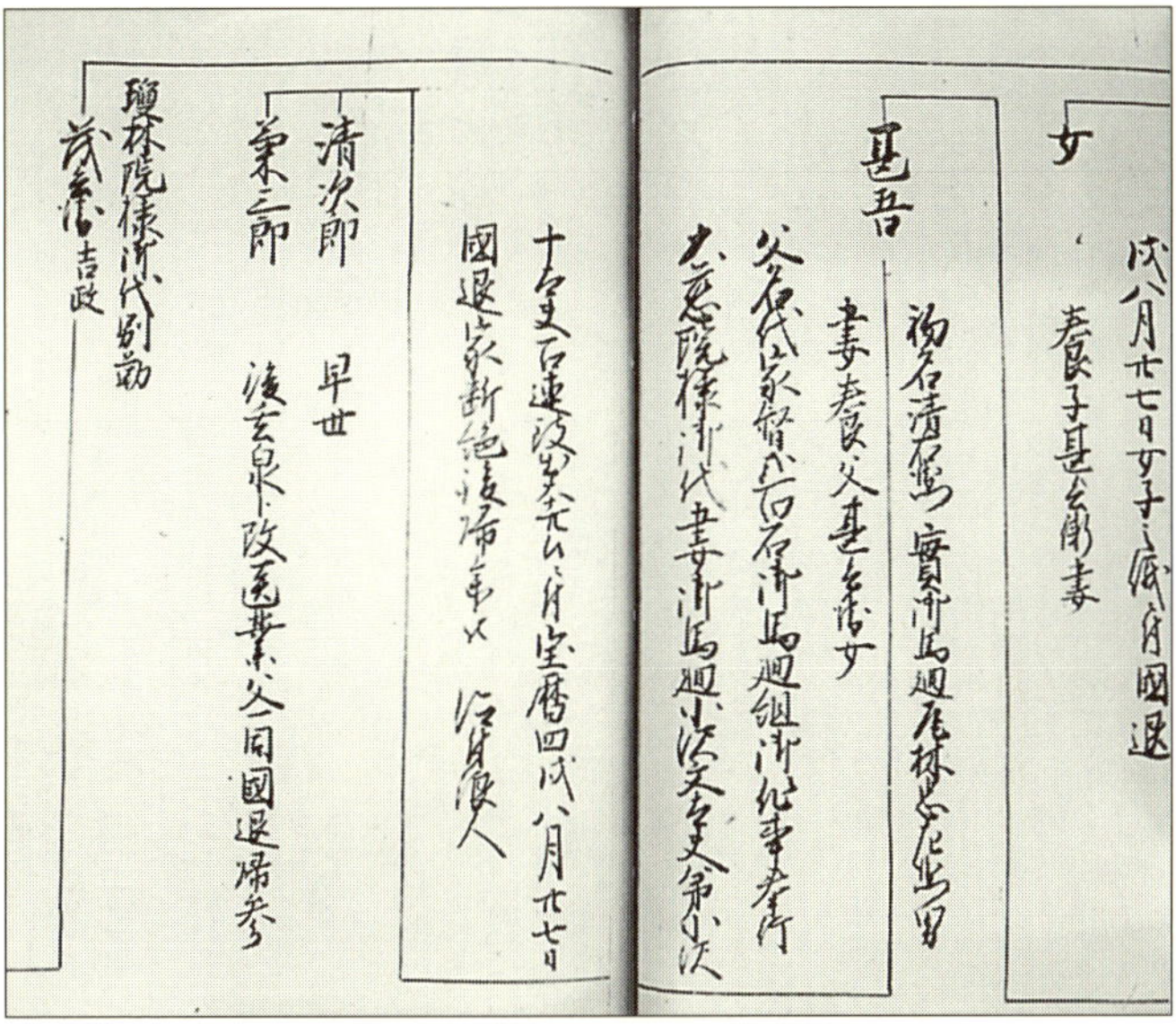

『中扈従御徒士畧系圖』の小田村甚吾系図
（久留米市・篠山神社蔵）

帰参後甚吾）とある。「小田村甚兵衛養子有故国退筑前秋月領四三嶋村住梅林寺依願帰参兄丹次役价天明元年九月病死」との記録から、瓦林清右衛門は小田村甚兵衛の養子になったことがわかる。

　小田村甚兵衛なる人物を『中扈従御徒士畧系圖』二で調べたところ、久留米藩士二百石御馬廻締奉行小田村甚左衛門の子が小田村甚兵衛で、その子に「小田村甚吾」（初名清右衛門、實御馬廻瓦林忠左衛門男、妻養父甚兵衛女）とある。

　以上のことより、瓦林清右衛門が小田村甚兵衛の婿養子となって小田村甚吾と名乗り、彼と小田村甚兵衛

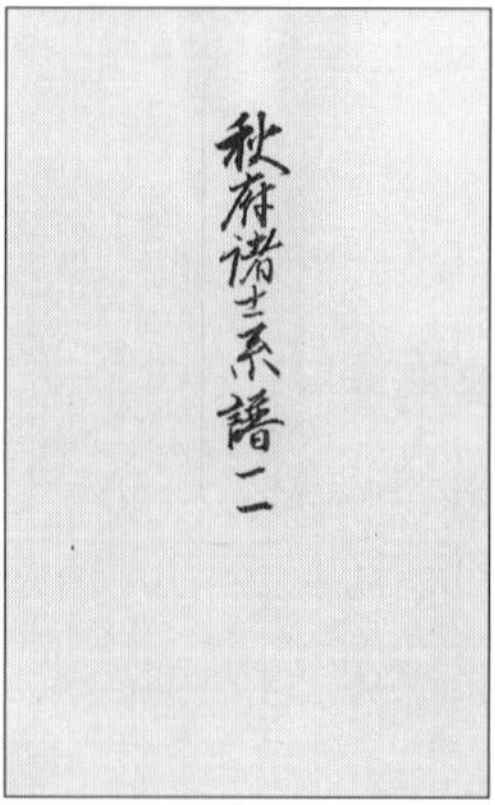
秋府諸士系譜一一

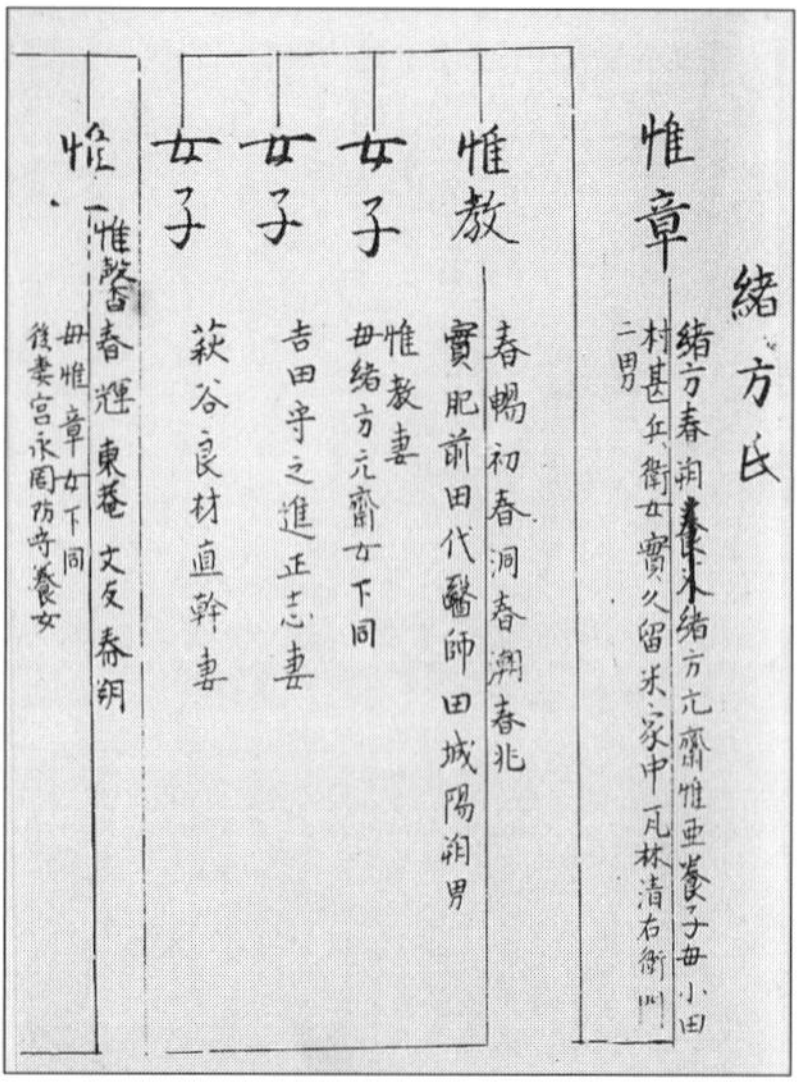
緒方氏
惟章　緒方春朔　養父緒方元齋惟亜養子　母小田村甚兵衛女　實久留米家中瓦林清右衛門二男
惟教　春暢　初春洞　春渊　春北　實肥前田代醫師田城陽渊男
女子　惟教妻　母緒方元齋女　下同
女子　吉田守之進正志妻
女子　荻谷良材直幹妻
惟一　惟馨　春遅　東菴　文友　春朔　母惟章女　下同　後妻宮永周防守養女

『秋府諸士系譜』一一と緒方家系図（秋月郷土館蔵）

の娘が結婚したことがわかる。二人の間に二人の男子が出生、長男清次郎は早世したが、次男は栄三郎と名乗る。この人が春朔である。二男であったため久留米の医師緒方元斎《げんざい》に望まれて、女婿となって緒方家を嗣ぎ、緒方春朔と名乗る。

何故、父親が瓦林清右衛門とされていたのか。私が考えるに、秋月藩士の系譜である『秋府諸士系譜』[1]に、瓦林清右衛門の二男と記されていたからであろう。こう記されたのは、小田村甚吾（初名瓦林清右衛門）の叔母が秋月藩士宮崎舎人の妻で、秋月家中にいたのも関係があるのではないかと思われる。

養父緒方元斎は、諱は惟臣、医師にして博学であった。寛延四（一七五一）年、杉山正中（観斎）と共に『筑後国石人考』（元斎校、観斎図）を著している。また宝暦十二（一七五二）年六月に『筑後誌略』を著述している。安永六（一七七七）年六月二十三日没、墓は久留米京町五丁目法泉寺にある。(5)

緒方家略系について、郷土史家・浅野陽吉（一八六八－一九四四年）は『種痘の祖贈正五位緒方春朔』(6)の中で、次のように記している。

「緒方家は春朔の養父元斎迄は久留米に住し、其間歴代の境墓は久留米京町五丁日法泉寺（臨済）に在るを以て、元斎以前は法泉寺過去帖及び石塔により、春朔以後は秋月緒方家記録、位牌菩提寺たる長生寺（曹洞）過去帖によりて、私は全家の略系を左の如く編む、括弧内の年月日はいつれも其の没時である。

緒方春洞（松庵、享保五年七月六日）↓

春良（柳庵、延享四年五月二十七日）↓

元斎（一女あり春朔妻、安永六年正月二十三日）↓

春朔（瓦林清右衛門二男、元斎女に入夫、女二人、長女は春洞惟敏妻、文化七年、法号洞雲軒八東禪醫）↓

春洞惟教（号春潮、春暢又春兆、暢字兆字は藩主黒田長韶《ながつぐ》の賜う所、肥前田代醫田城陽朔二男、春朔長女に入夫、男二人女二人、天保七年九月二十九日或いは三十日）↓

春朔惟馨（初春輝、後東庵、文友、改名は共に長紹候の賜う所、女三人、長女春洞惟和妻、

明治二十八年三月二十六日、年九十二）↓

春洞惟和（後惟承、瀧井陽律二男、惟馨長女に入夫、男二人女三人、明治三十七年二月七日）↓

駒碓（昭和二年六月二十八日、年七十）↓

無才（実は惟和長女の息、昭和五年二月一日、年三十八）↓未亡人ツル氏（当主）」

浅野が資料として使った「秋月緒方家記録」は、恐らく秋月郷土館蔵の『秋府諸士系譜』[1]であろう。この『秋府諸士系譜』には前に述べた如く婿養子になる前の名前（初名）瓦林清右衛門の二男と記されているので、これを引用したと思われる。

浅野は「久留米寺町宗安寺の壇中に、瓦林家あり、その過去帖を案するに、清右衛門と思われるものは見あたらず、『安永三年四月十三日没、享年六十五歳、丹治』あり、この人かって『清右衛門』を唱えたではあるまいか、春朔の出生は丹治三十九歳の時に当たるから、年代から推せば、丹治は、春朔の父として相当の年輩である」としている。

しかし、『御家中略系譜』巻九によれば、丹治は清右衛門の兄となっている。[2]清右衛門は小田村家に養子に行っているので、瓦林家の過去帖にはなかったはずだ。浅野氏が瓦林家の過去帖には、「清右衛門」らしい人物を見つけることができなかったとしているのもうなずける。

なお、春朔の名については、初代惟章と三代目惟馨が名乗っているので、二人が混同されることが予想される。

長崎遊学中に『醫宗金鑑』と出会う

緒方家に入った春朔は、家業を受け継ぐために医師を志して長崎に遊学し、吉雄耕牛《よしおこうぎゅう》（一七二四－一八〇〇年）について蘭医学を学んだ。[7・8] いつ長崎に発ったのか、長崎での様子、いつ久留米に帰ってきたのかの子細は資料が残っていないのでわからない。

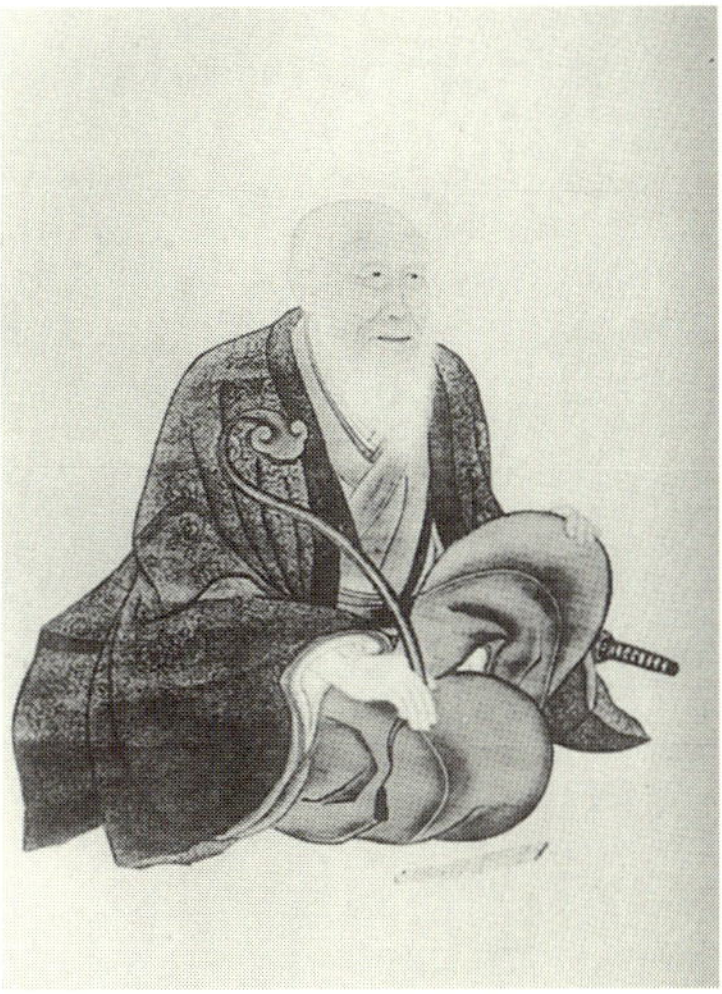

吉雄耕牛
（『医学先哲肖像集』より）

オランダ通詞の家に生まれた吉雄耕牛は、早くから家業に携わり、後に大通詞《おおつうじ》となる。その役目は長崎での貿易、外交など公式行事の全てにわたる通訳で、オランダ商館と長崎奉行との連絡役を兼ねた。したがって通詞の中でもいろいろと恩恵に浴する機会の多い立場であった。彼は天文、地理、医術、本草、そのほか自然科学の範疇に属するものなら全てに通じていたという。

特に医術においては、出島のオランダ商館に来た多くの外国人医師について西洋医学を学び、のちに「吉雄流」と言われる一派を興している。青木昆陽、野呂元丈、平賀源内、前野良沢、杉田玄白、桂川甫周《かつらがわほしゅう》、中川淳庵、緒方春朔をはじめ千人近い門下生を指導し、蘭学の普及に大きく貢献した。『解体新書』序文は耕牛の筆による。(9)

杉田玄白（一七三三―一八一七年）は『蘭学事始』の中で、吉雄耕牛について次のように述べている。(10)

「いづれの年といふことは忘れしが、明和《めいわ》四五年の間なるべし、一《ひと》とせ甲比丹《カピタン》はヤン・カランス、外科はバブルといふもの、来《きた》りしことあり。このカランスは博学の人、バブルは外科巧《こう》者《しゃ》のよしなり。大通詞《おおつうじ》吉雄幸左衛門は専らこのバブルを師としたりと。幸左衛門（後、幸作《こうさく》、号は耕牛《こうぎゅう》といへり）外科に巧みなりとてその名高く、西国《さいごく》中国筋の人長崎へ下りその門に入る者至つて多し。この年も蘭人に附添ひ来れり。翁《おう》、それらのことを伝へ聞きしゆゑ、直に幸左衛門が門に入り、その術を学べり。これによりて日々かの客屋へ通ひたり。一日右のバブル、川原元伯《かわはらげんぱく》といえる医生の舌疽《ぜっそ》を診《うかが》ひて療治し、且《か》つ刺絡《しらく》の術を施せしを見たり。さてさて手に入りたるものなりき。血の飛び出《いだ》す程を預《あらかじ》め考へ、これを受くるの器《うつわ》をよほどに引きはなし置きたるに、飛び迸《ほとばし》る血丁度その内に入りたりき。これ江戸にて刺絡せしのはじめなり。その頃、翁、年若く、元気は強し、滞留中は怠慢なく客館へ往来せしに、幸左衛門一珍書を出し示せり。

これは去年初めて持ち渡りしへイステル（人名）のシュルゼイン（外科治術）といふ書なりと。われ深く懇望して境樽《さかいだる》二十挺《ちょう》を以て交易したりと語れり。これを披《ひら》き見るに、その書説は一字一行も読むこと能《あた》はざれども、その諸図を見るに、和漢の書とはその趣き大いに異《こと》にして、図の精妙なるを見ても心地開くべき趣きもあり。よりて暫《しばら》くその書をかり受け、せめて図ばかりも摸《も》し置くべきと、昼夜写しかゝりて、かれ在留中にその業を卒《お》へたり。これによりて或《あるい》は夜をこめて鶏鳴《けいめい》に及びしこともありき。

また、年は忘れたり、一春、かの幸左衛門、和蘭附添《つきそい》にて参府せし頃、豊前中津邸《ぶぜんなかつてい》にて昌鹿《まさか》公の御母君《おんははぎみ》御座敷《おざしき》内にて不慮に御脛《おんはぎ》を折傷し給ひしとあり、貴人のことなれば大騒ぎにて、かれこれ医師を御招きのところ、幸ひ吉雄幸左衛門出府居合せ候ことゆゑ、直《ただち》に御招きありて、御療治仰《ごりょうじおお》せ付けられ、御順快ありたり。この時前野良沢、御手医師《おていし》のことゆゑ、懸合《かかりあい》仰せ付けられ、格別懇意となりたり。これら、蘭学の世に開くべき一つといふべし。その後その主《あるじ》の供《とも》にて中津へ行きしかば、候へ願ひ奉《たてまつ》りてかの地へ下《くだ》り、専《もっぱ》ら吉雄《よしお》、楢林《ならばやし》等《ら》に従ひて百日ばかりも逗留し、昼夜精一に蘭語を習ひ、先に青木先生より学びし類語と題せる書の諸言を本《もと》として復習訂正し、なほこれに足し補ひて僅かに七百余言を習ひ得、それよりかの国の字体文章等のことなどもあらまし聞書《ききがき》して持ち帰りしことありたり。この時少々は蘭書を求めて帰府せり。これ長崎へ外治稽古《がいちけいこ》のためならでかの書説学ばんとて参りし人のはじめなり」

吉雄耕牛のもとで勉学中に多くの子供たちが天然痘で亡くなっていくのに遭遇し、春朔は、天然痘で損なわれる人々のために何か治療法はないか、良い予防法はないかと考えていた。

こうした折に、中国から渡来した李仁山《りじんせん》という人が種痘という天然痘の予防法を行ったことを伝え聞く。また中国の医書『醫宗金鑑《いそうきんかん》』に種痘《しゅとう》が解説されていることを知り、関心を持って研究するようになった。そして、人痘種痘法《じんとうしゅとうほう》に成功、さらにそれを改良して完成させることになる。

秋月に移住し、秋月藩医に

久留米に帰ってからの春朔は養父と共に蘭医術にて開業していたが、天明年中(一七八一―八八年)秋月に移住している。[11] どうして移ったのかはっきりとはわからないが、このあたりの理由を私は、『贈正五位緒方春朔碑[12]』に「天明年間、父祖之地ナルヲ以テ、来リテ秋月ニ住ス云々」とあり、秋月が父祖の地であるところから、先祖を慕ってか、また頼りにしてか、ここに居を移したものと考える。また、父小田村甚吾(初名瓦林清右衛門)の先祖が秋月藩士宮崎舎人の祖母との記録[13]から、先祖が秋月家中にいたこととも関係があるのではないだろうか。

秋月に転居した当初は、上秋月村の大庄屋天野甚左衛門《あまのじんざえもん》の離れに寄寓する。[14・15]

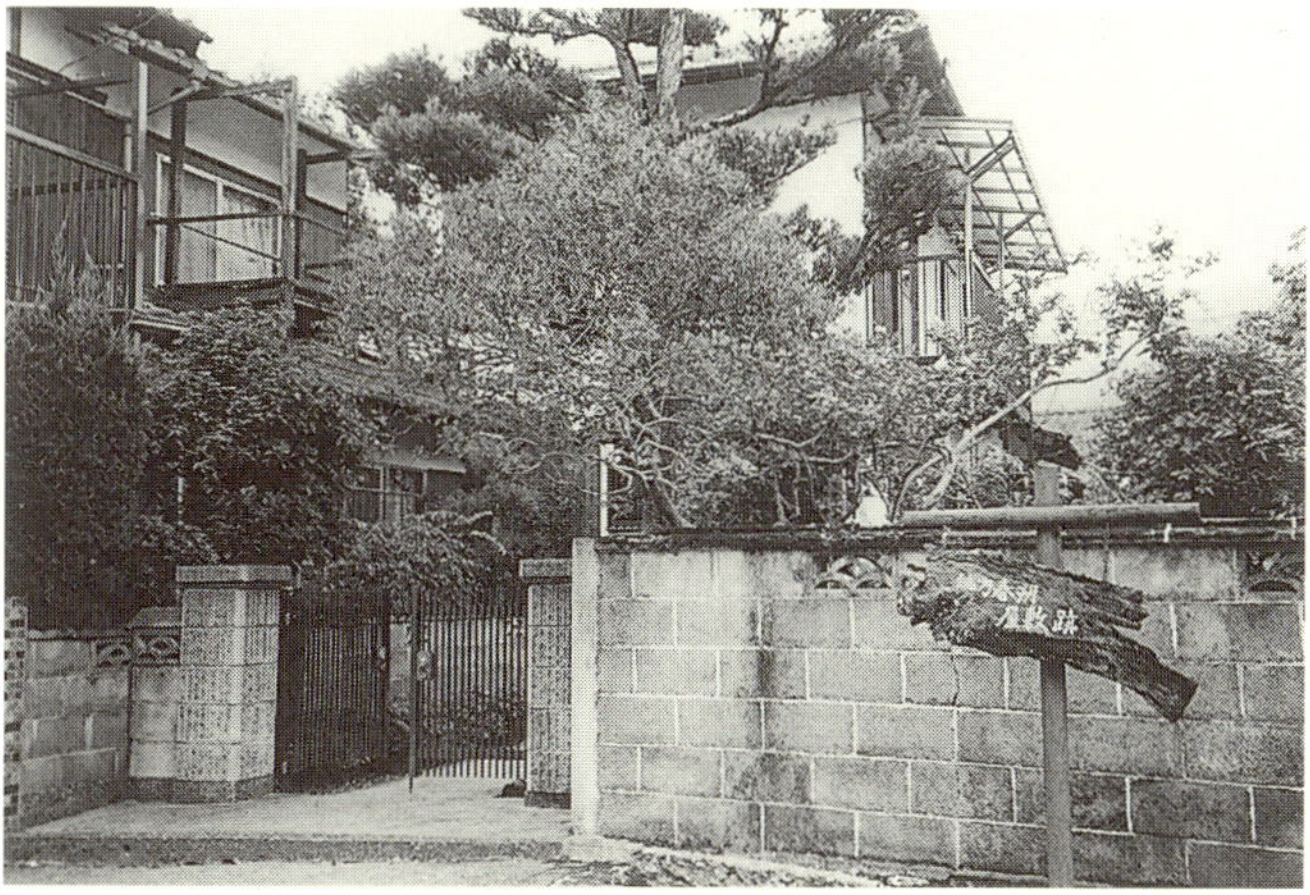

緒方春朔屋敷跡（秋月今小路横町）

藩医戸原歴菴の日記『原泉堂歳時録』に次のように記されている。

「天明九己酉年五月　緒方春朔ハ新ニ十人扶持被下置御無足格ニ被仰付也　但此春朔ハ五六年来ル根元久留米之産ニテ上秋月村ニ引越同村判ニ入二三年当町ニ引移致医業相応ニ被行矣者也[16]」

これによると、上秋月に来たのは天明三、四年で、今小路横町に転居したのは天明六、七年ということになる。

寛政元（一七八九）年五月に、時の秋月藩主八代黒田長舒《ながのぶ》侯にその偉材を認められて藩医として召し抱えられ、十人扶持を給せられ、また、住居を今小路横町に賜った[7・17]。

江戸時代の蘭医学者緒方洪庵（一八一〇―六三年）との関係をしばしば問われることがあるが、二人には姻戚の関係はない。

緒方洪庵は備中足守藩足守（現・岡山市足守）で藩士の三男として生まれる。春朔の没した年に洪庵が生まれているので春朔より六十三歳下である。天保九（一八三八）年に適塾を開設、嘉永二（一八四九）年に大坂除痘館開設、文久二（一八六二）年に江戸幕府奥医師、西洋医学所頭取となった。すなわち、洪庵は、春朔が人痘種痘を始めた時（一七九〇年）より約六十年後に、ジェンナーの牛痘種痘法を広め始めた医師である。

人痘種痘法に初めて成功

秋月藩医となった翌年、春朔は人痘種痘法に日本で初めて成功した。成功した時の様子を著書『種痘必順辨《しゅとうひつじゅんべん》』(18)に次のように詳細に述べている。

「わが藩、寛政元（一七八九）年の冬より痘疫が流行して、翌年の春になってますます盛んとなった。秋月の市中の酒屋坂口某の家に痘の患者が出て、極めて稀少で順症であった。私はその落痂を乞うて納め貯えて種痘をしようと思ったが、我が家には試みるような児がなく、わが未熟の術を人に施すわけにはいかず、空しく痘痂を蓄えるだけで日を過ごしていた。

ある日、秋月の南、上秋月郷の大保正天野某（大庄屋天野甚左衛門）が来て、私に『あなたは以前、種痘のことを話しておられた。今、天然痘が流行しています。この種痘をやってみてはどうですか』と言った。私は、我が家には試みるような子供がおらず、未熟の術を人に施すわけにはいかないと答えた。天野は『わが二人の児は幸にして、まだ痘に罹《かか》っていない。この児にやってみて下さい』と請うた。私は固辞したが、天野はひたすらに頼み、ついには私を責めて、『種痘をやってみるのにどうしてそんなに恐れるのですか。種痘をしても、反応するか、しないかの違いだけでありましょう。たとえ反応しなくても害をなすようなことはないでしょう。もし反応があれば、後々どれだけ多くの人に役立つことでありましょうか』と、しきりに実施するように勧めた。私も道理ある話なので、ついに承諾した。

同二月十四日は苗を下す日であるから、痂を懐にしてその家に行き、詳しく診察をすると、全身満足でまことに種痘をすべき時である。午前十時に二児ともに苗を下し終わって、期の来るのを待った。

七日たった二十日の薄暮に、次男が発熱したことを知らせてきたので、

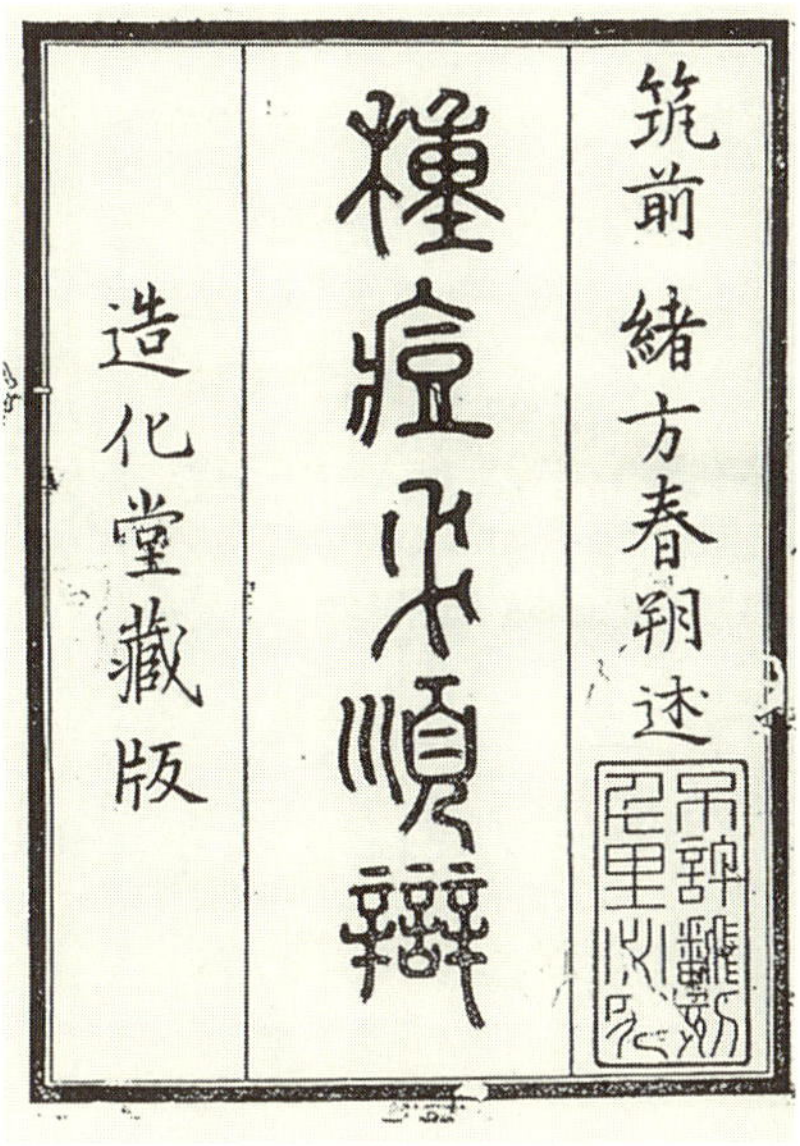

緒方春朔著『種痘必順辨』
(京都大学附属図書館蔵)

行って診ると、頭痛がし、鼻がつまり、声が重くて、ちょうど風邪にかかっている者の症状に似ていた。まず解熱剤を投与して帰った。翌二十二日の明け方より、長女もまた熱発をしたと言ってきたのですぐ行って診ると、息子の兆候と異なることはなかった。

主人に『二人の児はともにこのような症状である。種痘が効いたのであろう』と言うと、主人は『何の疑うことがあろうか。私はもとより他の病とは思っていない』と言い、種痘は成功したと大変喜んでくれた。三日経って両児ともに痘形が現れ、稀疎《きそ》平順であって、十一日になると痘は枯れてなくなった。

主人は大変喜んで諸客を会し、肉を丘と積み、酒を泉として大宴会を設けて祝った」と。

我藩寛政己酉ノ冬ヨリ痘疫流行シ庚戌ノ春ニ至リテ益々サカンナリ秋月ノ市中ノ酒家坂口某ナル者ノ家ニ痘アリキワメテ稀小ニシテ順症也故ニ其落痂ヲ乞テ納メ貯ヘテ種痘センコトヲ欲スレド我家ニ試ムベキノ児無ク未熟ノ術他ニ施スベキニ非ス空シク痂ヲ貯ヘルノミニシテ日ヲ過セリ一日郭南上秋月ノ郷大保生天野某ナルモノ来タリ予ニ語テ曰曾テ足下種痘ノ説ヲ為セリ今痘既ニオコナワル之ヲ試ミルヤ否ト予答ルニ前意ヲ以ス天野曰我二子僥倖ニ未痘此児ニ試ミンコトヲ乞フ予堅ク之ヲ辞ス天野ヒタスラニ請テヤマズ予ヲ責テ説テ曰種痘何ンソ試ミルコトヲ恐ンヤ只応スルト不応トノ間試ルノミナリタトヒ応セスト雖

害ヲ作スニ至ランヤ若応スルニ至ラバ後来幾ハク人ノ益ニ有ント頻リニ説テ之ヲ求ム予モ其理ニフクシテ諾シ同二月十四日苗ヲ下スノ日ナリ故ニ痂ヲ懐ニシテ其家ニ至リ詳ニ望問聞切スルニ全身満足正ニ種ベキノ時ナリ故ニ己ノ中刻ニ至リテ二児共ニ苗ヲ下シオハリテ期ノ至ルヲ俟ツ十七日ニ至リ廿日ノ薄暮ニ二男熱ヲ発スルノ旨ヲ告来ル行テ之診スルニ頭痛シ鼻塞リ声重クシテ恰モ風感ニ感冒スルモノニ似タリ故ニ先ズ表解ノ剤ヲ投シテ帰ル翌廿二日ノ暁ヨリ長女モ又発熱スト告グ速ニ行テ之候フニ小男ニ異ルコト無シ故主ニ語テ曰二児共ニ如此若種痘応験ナラン歓主曰何ンノ疑フコトアラン我素ヨリ他ノ病トセズト自ラコトヲ極テ他ノ言ヲイレズ種痘已ニ成レリト大ニ喜ブ三日ニシテ両児偕ニ痘形ヲ見ス稀踈平順ニシテ十一日ニ至リテ収靨ス主シ大歓ンテ諸客ヲ会シ肉ヲ阜ト酒ヲ泉ト為テ大イニ宴ヲ設テ賀セリ(19)

その後、種痘が広がる様子も次のように記す。

「同村の庄屋本田某が、私に『我が家には痘をしてない児が多いので、どうか種痘をして下さい』と請い、天野もまたしきりに勧めた。二十二日本田の四人の児に種痘をした。七日で皆発熱し、三日経って出痘した。稀疎順候で、天野の二児と異なることはなかった。私も、これで種痘の応験あることが本当にわかった。

この術は中国でも、最近になって行われている。まして我が国では、知る人が全くない。近頃たまたまこんな術のあることを聞いても、その真術をわが眼で見た者がないから、これを実施しても世人は信じないだろうと考えた」

同藩の医師たちへの伝播については、

「そこで友人の医官江藤養泰にこの四児の痘を見てもらった。養泰はその成果の素晴らしさを賞嘆し、同月二十七日は下苗の日であるから、ついに自分の娘に施した。その後、同藩の侍医は皆、自家の児に種痘をした。医家ではこのような状況であった」

その後、同藩の住民へと次第に広がっていく。

「種痘は官家より商家、農家におよび、二月より三月清明《せいめい》の節（春分から十五日目）に至る間に、種痘をした者はおよそ百余児、そのうち一児も面上に瘢痕《はんこん》が残った者はなかった」

しかし、あまり信用する者がなかったようで、「多くの人は、目のあたりにこれを見ても、なお禍《わざわい》となし、却《かえ》って忌み嫌い、謗《そし》る者も少なくなかった。医家でもまだ信じない者があり、人心の疑い深いことは甚《はなは》だしいものがある」と嘆いている。

そこで春朔は、中国でも実施されていて有効な天然痘の予防法であることを説明し、信用してもらうよう努めている。

「種痘は人間に大変役立つ術であるから、乾隆《けんりゅう》聖帝は自から『醫宗金鑑』を撰著して、広く世人を救おうと種痘法を後世に伝えられた。どうして役に立たない術などと言えようか。『醫宗金鑑』の種痘の一科は、多くの口伝、心授の医書にもまだ載ってないので、恐らく後世の人はでたらめなことと思うであろう。長く月日が経っても、人は真面目に考えるところもなく、この至理《しり》良方もついに無用のものとしてしまい、神のなせる業とも言うべきこの方法がなくなってしまうのは大変惜しむべきことである」

また「中国でも宋より以後、初めてこの種痘法が行われて、幸いに児を仁寿の域に上らせる法が始まった。我が国も次第にこの術に馴れてきて、衆人が皆信用するようになれば、天下の児で痘のため斃《たお》れる者は半減するであろう」と述べ、我が国でもこの法が広がっていくことを期待している[20]。

その後、初めて成功した寛政二（一七九〇）年から寛政七年の『種痘必順辨』刊行の頃までの六年間に、千人以上の子供に種痘をし、一児も損なっていないという。

「余カ試ル処ノ者既ニ千数ニ及フト雖《いえども》未タ一児ヲ不損[21]」

そして種痘の効力についてこう驚く。

「万物自然の働きがわが掌中にあると思えるなど、常識では考えられないことであった。ある医書に『聖医は未だ病まざるを治す』とあるのはこのことを言ったものであろうか」と[22]。

「嗚呼造化之機有掌握中也、経曰聖医治未病適謂此乎」

日本で初めての偉業

『種痘必順辨《しゅとうひつじゅんべん》』の序文に自分が種痘に成功する以前の種痘法のことを次のように述べる。「中国の清朝乾隆年間に出た『醫宗金鑑《いそうきんかん》』（一七四二年）に種痘法が載っている。この書物が日本に輸入されたのは、宝暦二（一七五二）年で今より四十三年前である。ところが、今まで誰も試みる者がいなかった。私はこの勉強のために何年もひどく苦労した。先年、長崎に寄寓してその原理を探求したのである。

そして天然痘が流行するのを待っていた。わが藩は寛政元（一七八九）年の冬天然痘が流行したので、その翌年の春、初めて種痘を六、七人の子供に試みた。皆打てば響くように応じ、その痘も稀少にして順候であった」[23]

抑清朝乾隆中、命諸臣纂修医宗金鑑編中種痘之法……此書之来吾邦宝暦二年距今四十有二年、未曽試用者、……予為之苦心刻意有年、往歳寓崎陽探其原其理以俟痘疫之至焉始試種痘六七児、皆応如響其痘亦。少而順候也

また、自分より前に中国人が長崎において初めて種痘を行い、その人に習って二人の日本の医師が種痘を行ったが成功しなかったと述べている。

「長崎の奉行松並氏は、中国の商人李仁山《りじんせん》に、長崎の医師柳隆元、堀江道元を従わせ、肥前大村藩領内の大浦という所の妓女等二十人に種痘をした。その後、柳、堀江の二医に命じて、長崎で種痘をさせたが痘を発しなかった。皆が『これは李仁山が法を惜しんで詳しく伝えなかったのだ』と言った。後日、皆自然の天然痘にあって出痘をしている。これを聞いて皆が付和雷同して、種痘は再出をすると言い触らしたのである」

延享甲子歳崎陽ノ鎮台松並氏台命ニ因テ種痘ノ事ヲ商儀ス時ニ唐山ノ商客李仁山ナル者崎ニ来テ僥倖ニ其術ヲ作ス是ニ令シテ種痘ヲ作サシメ之ヲ試尚崎陽ノ医師柳隆元堀江道元ヲシテ仁山ニ従ハシメ肥州大村候ノ領内大浦ト云処ニシテ妓女徒二十人ニ種痘ス後柳堀江ノ（道元後筑後久留米侯ニ仕ヘテ東都来死）二医ニ令シテ崎陽ニシテ再ビ種痘ヲ作サシムト雖終痘ヲ不発故皆清人法ヲ吝ンテ詳ニ不伝、二医種痘ノ児他日皆天行ニ値テ出痘ス此ヲ聞テ世人雷動シテ種痘再出スルノ説ヲナス(24)

春朔の前に試みられたことがあったが、種痘は成功しなかった。従ってその後、柳、堀江らから種痘は広がらなかったとしているのである。このことから、緒方春朔が日本で初めて人痘種痘法に成功したということが定説になっている。

また、幕府典薬頭《くすりのかみ》から春朔惟馨宛の認証状に「種痘法術之事　漢土之伝書有リト雖モ　現業ニ及ブ者無キ処　惟章始メテ之ヲ試ミ」とある。典薬頭も緒方春朔が日本で初めて種痘を行ったと認めている。[25]

なお、緒方春朔が初めて種痘を行ったのを寛政元年とする文献があるが、『種痘必順辨』には「我藩寛政己酉ノ冬ヨリ痘疫流行シ庚戌ノ春ニ至リテ益々サカンナリ……同二月十四日苗ヲ下スノ日ナリ」とあり、初めて種痘を行ったのは寛政二（一七九〇）年二月十四日である。[26]

二つの異論

春朔の前に種痘に成功した人がいるという異論が二つある。

その一つは、古賀十二郎（一八七九―一九五四年）の説である。彼は著書『西洋醫術傳来史』や『長崎洋学史』で、緒方春朔は長崎鎮台が柳、堀江の二医に命じて長崎の子供二十名に種痘をさせたが成功しなかったと記しているが、堀江道元が書いた『辨醫斷《べんいだん》』（一七九〇年）には痘を発し成功したと書いてある、と述べている。[27]

そこで、『辨醫斷』を調べてみると、種痘に関して述べているところは次の二か所であった。

まず痘疹の項には次のようにある。

「先頃、種痘科医師の李仁山という者が唐から長崎に来ていた。長崎奉行は、私ども二、三人に李仁山より種痘法を習うことを命じた。

私は、種痘で痘が植わる前に、予《あらかじ》めその症状の軽重を見て、痘が植わった後の吉凶虚実などを明らかにすることなど初めて聞くことであった。色にしても、形にしても、脈にしても、音にしても、備わらないものはなかった。私は今まで、痘を見るのに疎《おろそ》かであったことを悟った。

私は、奉行に種痘を二十人に試みることをお願いした。痘が出た後、軽重多寡を見ると、李仁山が予言したとおりで誠に奇なりと感じた。その種痘法には、水苗法《すいびょうほう》と旱苗法《かんびょうほう》とがある。種痘後、七、八日経つと発熱する、発熱すると

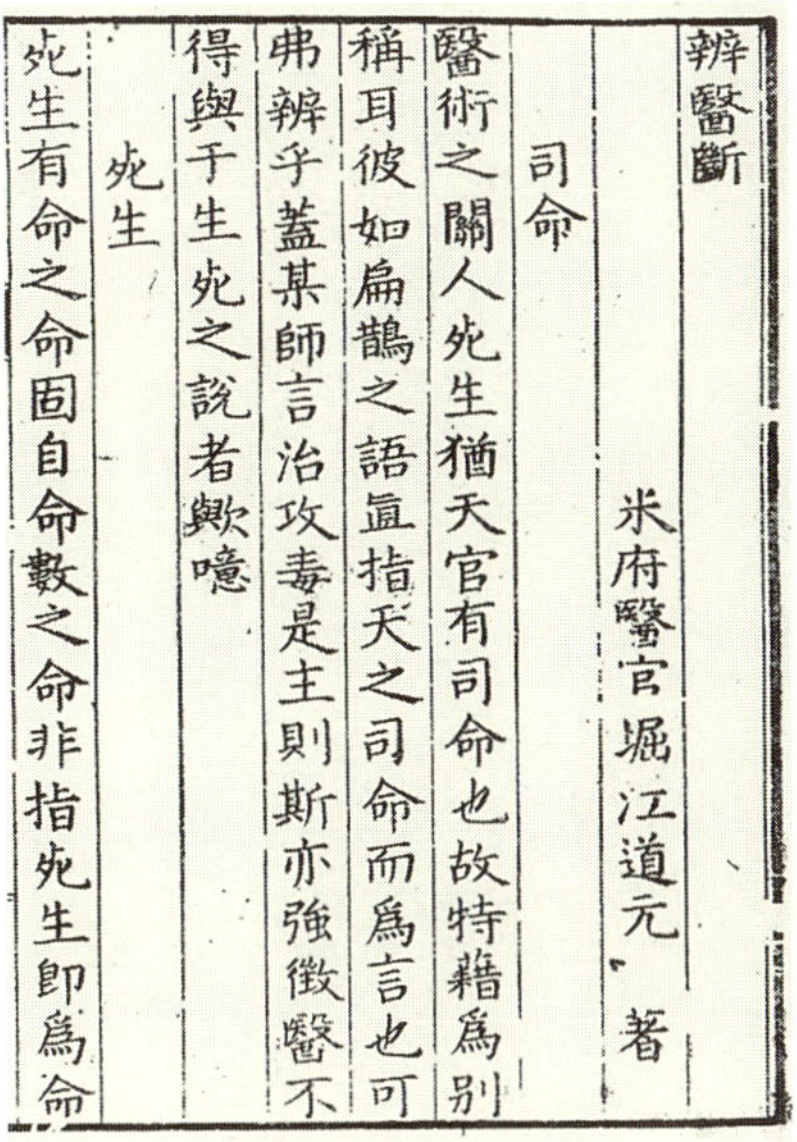
辨醫斷
米府醫官堀江道元 著
司命
醫術之關人死生猶天官有司命也故特藉爲別稱耳彼如扁鵲之語豈指天之司命而爲言也可弗辨乎蓋某師言治攻毒是主則斯亦強徵醫不得與于生死之説者歟噫
死生
死生有命之命固自命數之命非指死生即爲命

堀江道元『辨醫斷』
（九州大学附属図書館蔵）

発疹が現れる、発疹が現れるとそれが脹れる、自然の天然痘とそっくりであった」

先是有一種痘科李仁山者自唐而来崎焉　鎮台命我二三生受其種法於是乎始聞未出前豫看軽重己出後辨其吉凶虚実等法於形於色於脈於音靡所不備之悟吾従前視痘之殆孟浪也余因請鎮台令其試種殆二十人出痘之後験其軽重多寡悉如李氏所豫言者誠亦奇矣且其種法有水苗焉有旱苗焉種後必待七八日之間乃有発熱発熱而見点見点而起脹莫一而不如自痘矣。(28)

また、下巻の付録にある鄙問六条第五に次のようにある。

「中国では、最近、種痘が盛んに行われている。その種痘法の詳細は御製『醫宗金鑑』などの書に載っている。書中に言うに、これは逆を去り順となし、険を平と化す良法であると。先頃、唐医種痘科李仁山なる者が、商舶にて長崎に来ていた。長崎奉行は、私たち二、三人の者に種痘法を習うことを命じた。私たちはこの種痘法を習って、長崎の子供二十人に種痘法を試みた。その形の強弱、毒の深浅、軽重、稀稠を観察してみると、そこには一定の法則があり、一つとして誤ることがなかったのでこの種痘法が妙術であることを知った。そこでこれを日本にも伝えるや盛んに行われるようになった」

唐山近来有種痘法盛行御製醫宗金鑑等書亦詳載其法称謂去逆為順化険為平之良法矣先是有唐医種痘科李仁山者就商船而来崎焉　鎮台命僕等二三生受其種法僕得之乃試其法于彼地童輩者幾二十人因其形之強弱之浅深軽重稀稠則有矣未見其或一誤者於是乎始信其法為妙矣貴邦亦伝此法耶抑已伝而盛行耶。(29)

『辨醫斷』には、このように書いてあるが、いつ実施したかの年紀は書いてはいない。この時に成功したものとすると、『辨醫斷』序文は明和九（一七七二）年とあり、寛政二（一七九〇）年には出版されているので、緒方春朔が最初に種痘に成功した年より以前ということになる。しかし春朔は、彼らが種痘を実施したが、後日、自然の天然痘に罹り、痘が出て種痘は失敗に終わったと述べている。(30)

ところで、春朔は李仁山を医者ではなく商人としているが、『辨醫斷』では李仁山を「種痘科李仁山」「唐医種痘科李仁山」と記している。加うるに、李仁山が書いた『種痘書』を見ても、杭州府種痘科李仁山とある。(31)これらの内容から、李仁山は商人ではなく医師であったことは間違いない。

もう一つの異論は、沖縄の金城清松（一八八〇―一九七四年）が『琉球の種痘』(32)中で次のように記していることである。

琉球政府は明和三（一七六六）年に天然痘が流行した時、鹿児島の野呂玄亀のもとへ外科内科の勉学のため留学中の那覇の医師上江州倫完《うえすりんかん》（一七三二－一八一二年）に、長崎に行って人痘種痘法を学んで帰国するよう命じた。彼は同年十月八日に長崎から琉球に帰り、家族男女七人に人痘種痘法を試してうまく行ったので、一般の人にも種痘をし天然痘の流行を防いだという。

彼が行った人痘種痘法は、天然痘に罹った患者の痘痂を粉末にして、竹筒を利用してこれを鼻に吹き入れる方法で、春朔が行った方法と同じ鼻旱苗法《びかんびょうほう》であった。これは緒方春朔より二十四年前のことである。

その十二年後、安永七（一七七八）年の流行時に琉球本島でも種痘を行っているし、その後も琉球では人痘種痘法が広まっている。

また、大村藩の堀尾玄育が李仁山に直接種痘を学び、藩に持ち帰ったことが記されているが、種痘を行った時期の記録がなく、種痘が成功したかどうかの記載も見当たらない(33)。

異論を参考に記録を調べてみると、どうも春朔の前に長崎では、李仁山を取り巻く人々によって試験的に種痘が試みられたようである。「どうも」というのは時期を記したものがないからである。しかし、李仁山らの実施から日本本土で広がった形跡は見当たらない。

ではなぜ、日本では広がらなかったのだろうか。理由として次のものが考えられる。

①種痘が未だ安全なものではなく危険を伴ったこと。すなわち、李仁山の種痘法は流行している天然痘から痘苗としたこと、それに、選苗法、保存法に関する充分な知識がなかったことが挙げれる。[34]

②種痘後に天然痘を誘発するなどの副作用があったことが考えられ、医師にも一般の人にも信用されないため理解が得られず、種痘実施が困難であったこと。

③信用を得、理解させようと真剣に種痘実施に取り組む医師や為政者がいなかったこと。

④堀尾道元の記載にあるように、種痘は御上の命令や許可がないと実施されなかったので、為政者が禁止でもすると広めようがないこと。

以上のような理由で、種痘は日本本土には広がっていかなかった。

ただ、琉球では李仁山の流れを汲むと思われる上江州倫完によって、明和三年に人痘種痘法が那覇で初めて行われ、これより琉球政府の勧めもあり、全島にわたって行われている。

つまり試験的種痘の時期があり、その後、前の理由によって広がらず、緒方春朔が研究していた時期に種痘は本土ではなされなかったと考えられる。

その根拠となるものは、

①公にされた『種痘必順辨』に、人痘種痘法を成功させたのは自分が初めてであるとはっきり書いていることから、出版された頃には、種痘はなされていなかったと考えられる。[35]

②堀江道元の『辨醫斷』によると、長崎奉行の命令で堀尾道元ら二、三人の医師が、長崎で李仁山から人痘種痘法を教えてもらったことがわかる。年紀の記述がないが、おそらく延享元（一七四四）年から明和三（一七六六）年代にかけてと思われる。出版されたのは寛政二（一七九〇）年で春朔が種痘に成功した年である。

しかし、堀江道元らにおけるその後の種痘の実施やその広がりについては全くこの書には記述がない。

③『種痘必順辨』の中にある「さきに私は長崎に寄寓して術を施した時、長崎の医師たちでも、是か非かはっきりせず、ぐずぐずして信用する者が少なかった。ただわが師吉雄翁、そのほか由良、浅井などの二、三の方だけは、心から賞嘆して、我が国済生の一法ができたと言って下さった[36]」の記載から、長崎の医師らは種痘術を信用する者が少なかったということや、吉雄耕牛、由良、浅井の医師からは認めてもらったことなどから、長崎ではまだ種痘がなされていなかったことがわかる。

④同じく前書に、「寛政五（一七九三）年の春三月、長崎の客中、高木氏の要請によって、種痘を施したところは、浦五島街谷山某の児、同街橋木顥川の二児、大黒街肥後熊本侯の邸中加藤某の一児、西浜街中村浦山の二児である。そのほか請う者は多かったが、持参した痘痂が少なくてただこの六児に用いただけだった[37]」と記載がある。このことからも、長

崎ではこの時代には未だ種痘がされていなかったことがわかる。

⑤春朔の入門帳によると、寛政九（一七九七）年に大村藩から四人の藩医、今村□（不明）倫、長与俊民、針尾石菴、稲吉正立が春朔へ種痘法の教えを請うている。ゆえに、その時代には長崎にごく近い大村藩でも、未だ種痘法はなされてはいなかったことがわかる。

⑥同じく『種痘必順辨』に、藩主黒田長舒《ながのぶ》侯は春朔に「臼杵、相良、山内、津和野等の諸侯は、お前がしている種痘術に深く感じ、各々その侍医に習わせたいと懇請された」(38)と言われたとあることから、臼杵、相良、山内、津和野の藩でも種痘がなされていなかったことがわかる。

⑦ほかに、その当時、日本本土で天然痘予防として種痘がなされたという記録を見い出すことはできない。

以上のように、その時代には一般に種痘はなされてはいなかったと考えられるので、春朔は自分が我が国で初めて人痘種痘法に成功したのだと信じ、そのように『種痘必順辨』に記載したのではないかと推測される。したがって、日本本土において人痘種痘法が広がったのは緒方春朔の種痘からである。

「種痘の祖」という言葉は天然痘予防のために全国に種痘を広げたという緒方春朔の偉業に対する称号として全くふさわしいものである。

〔引用・参考文献〕
（1）『秋府諸士系譜』年代不詳、秋月郷土館蔵
（2）『御家中略系譜』巻九、年代不詳、篠山神社蔵
（3）『中扈従御徒士畧系圖』二、年代不詳、篠山神社蔵
（4）富田英壽『種痘の祖緒方春朔』三五頁、西日本新聞社、二〇〇五年
（5）浅野陽吉『種痘の祖贈正五位 緒方春朔』二頁、浅野陽吉、一九三五年
（6）前掲文献（5）八頁
（7）『種痘術創始者緒方春朔事蹟』「原泉堂歳時録抜粋」明治年間、秋月郷土館蔵
（8）三浦末雄『物語秋月史』下巻、一九二頁、秋月郷土館、一九六八年
（9）酒井シヅ『日本の医療史』二六五―二六七頁、東京書籍、一九八二年
（10）杉田玄白著、緒方富雄校注『蘭学事始』二四―二六頁、岩波文庫、一九五九年
（11）前掲文献（8）一九四頁
（12）熊本正熙『吾国の種痘と緒方春朔』六三頁、葦書房、一九七七年
（13）前掲文献（2）
（14）前掲文献（5）三頁
（15）前掲文献（8）一九五頁
（16）戸原歴菴『原泉堂歳時録』（藩医戸原歴菴日記）、秋月郷土館蔵
（17）前掲文献（8）一九五頁

(18) 緒方春朔『種痘必順辨』造化堂、一七九三年、京都大学附属図書館蔵
(19) 前掲文献(18) 一六―一八丁
(20) 前掲文献(18) 一八―一九丁
(21) 前掲文献(18) 二三丁
(22) 前掲文献(18) 自序
(23) 前掲文献(18) 自序
(24) 前掲文献(18) 一二―一三丁
(25)「幕府小森典薬頭からの認証状」一八三八年、三浦良一氏所蔵資料
(26) 前掲文献(18) 一六―一七丁
(27) 古賀十二郎『西洋醫術傳来史』二七〇―二七一頁、日新書院、一九四二年
(28) 堀江道元『辨醫斷』二一―二二丁、加賀屋善蔵製本、一八二五年、九州大学附属図書館蔵
(29) 前掲文献(28) 付録一五丁
(30) 前掲文献(18) 一二―一三丁
(31) 李仁山『種痘書』序文、一七五〇年、京都大学附属図書館蔵
(32) 金城清松『琉球の種痘』七八頁、琉球史料研究会、一九六三年
(33) 深川晨堂『大村藩の医学』一三頁、大村藩之医学出版会、一九三〇年
(34) 邵沛「日中両国における人痘接種法の比較研究」『日本医史学雑誌』第五十巻第二号、一九七頁、日本医史学会、二〇〇四年
(35) 前掲文献(18)(24)

（36）前掲文献（18）二三丁
（37）前掲文献（18）一四丁
（38）前掲文献（18）二一丁

緒方春朔の種痘

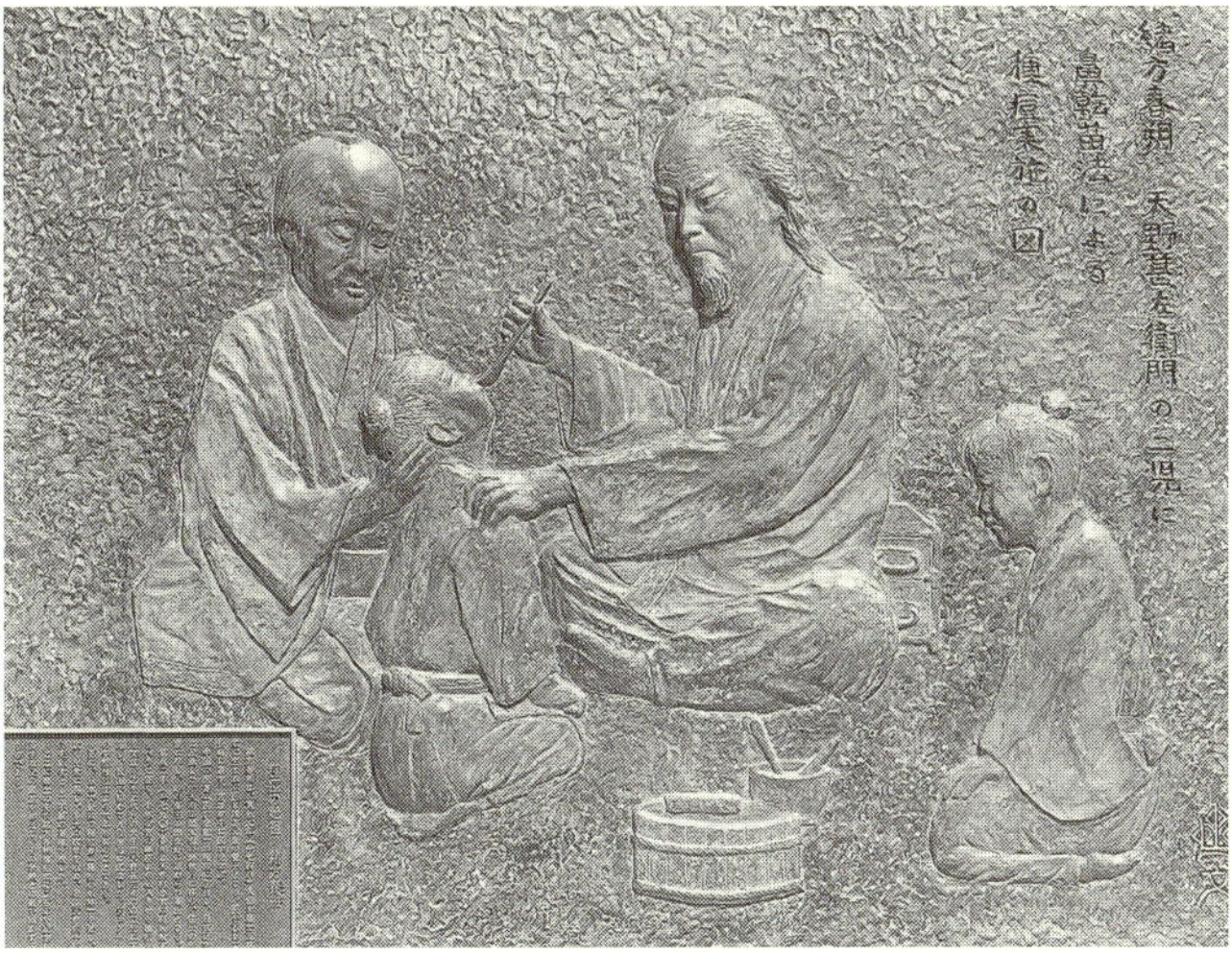
緒方春朔 天野甚左衛門の二児に
鼻乾苗法による
種痘奏効の図

緒方春朔種痘法成功200年記念顕彰碑のレリーフ
天野甚左衛門の２児に種痘をする緒方春朔

『医宗金鑑』の種痘を改良

春朔の種痘法は概ね『醫宗金鑑《いそうきんかん》』（以下『金鑑』とする）に沿っている。しかし、その通りではない。さらに正確で安全な種痘を行うために、その方法を経験する中から改良して彼独自の種痘法を開発した。

どのような改良や考案をしたのか、その著書『種痘緊轄《しゅとうきんかつ》』[1]『種痘證治録《しゅとうとうちろく》』[2]で見てみる。

①苗法（春朔独自）

『金鑑』の種痘法には衣苗法、漿苗法、水苗法、旱苗法の四法あり、そのうち衣苗法、漿苗法は断じてやっていけないとある（春朔の著書では、『醫宗金鑑』の痘衣種法、痘漿種法、水苗種法、旱苗種法をそれぞれ衣苗法、漿苗法、水苗法、旱苗法と記している）。水苗法（痘痂を粉末にしてこれに水を加えて丸め、薄くした綿で包んだものを一定時間鼻孔内に挿入する）は百発百中で反応が速やかであり、次善は旱苗法で激しく発症するが、効果は水苗法に近いと書かれている。

春朔は数回この水苗法を試みるが、一度も効験はなかったという。

そこで、細末にした痘痂《かさぶた》を銀管あるいは竹筒を用いて鼻腔内に吹き込む旱苗法を試みたところ、効果は鼓をバチで打つようにてきめんであった。そこでもっぱら旱苗法を用いるようになる。

②選苗（『金鑑』と同じ）

種痘に使う痘痂《かさぶた》は、用いてよいものと用いていけないものとがあるので、注意して選別しなければならない。

不順なものは表面の尖端が円《まろ》やかでなく、色が紅く潤っていなくて黒暗色、漿液は充満せず、落痂は厚さが薄い。

順なるものは、併発の病がなく、表面尖端が円く、色は紅で潤いがあり、漿液は充満し、落痂は濃青色で光沢があり、肥大厚実である。

定型的な経過をたどった患者から、出痘後十一、十二日目に痘痂を採取する。

③蓄苗（『金鑑』と同じ）

ガラス器あるいは陶器の中に蓄え、器の口を蠟でよく密封し、冬月は五十日、春月は三十日を超えないがよい。清潔爽涼の所に置いて、天日または火気に近づけてはいけない。

④製苗（『金鑑』と同じ）

新陶器を打破し、その中の上薬が付いてない所は、砂面のようにきめが疎《まば》らで、痘痂がよく砕けやすい。すって粉末にするには柳の木のへらを用い、払い落とすにはシュロの毛の刷毛がよい。

⑤下苗の分量（春朔改良）

『金鑑』では水苗法の場合、一歳の者は二十余粒、三、四歳の者は三十余粒を用いるとあるが、痘痂には厚薄大小があって軽重は等しくないので、春朔は粒数で度合いは計れないとする。春朔は自分の経験から、旱苗法では初生児から四、五歳の児は痂屑が三厘より五厘（約百–二百ミリグラム）までがよい、十歳以上であっても一分（約四百ミリグラム）を超えてはいけないと述べている。

⑥下苗（春朔改良）

初生児および四、五歳までの児は、睡眠中でなければ下苗ができない。曲管か柳のへらを用い、少しずつ痂屑をすくい載せ、呼吸をよく考え、男は左、女は右の鼻孔に対し差し出せば、息に従って肺臓に伝わる。七、八歳以上はよく言い聞かせておいて吸い込ませる。やはり少しずつ投与するがよい。

また春朔は痘痂粉末を鼻腔に入れる曲管を創作している。『金鑑』では長さ五、六寸（十五―十八センチ）の銀管の首を曲げ、鼻孔に正対して吹き入れるとしているが、管を軽く吹けばうまく入らず、強く吹き入れると急に過ぎて定着しにくい。そのうえ、鼻水が多量に出ると、鼻水に流されて体外に出るので、往々にして効果がない。

そこで曲管を考案して使用してみると、吹き入れなくても粉末はすらすらと通っていき、そのうえ定着しなかったり、鼻水をひどく流す心配もなかった。吹き入れるより吸い込ませる方が、刺激が少なく上手くいくことを述べている。

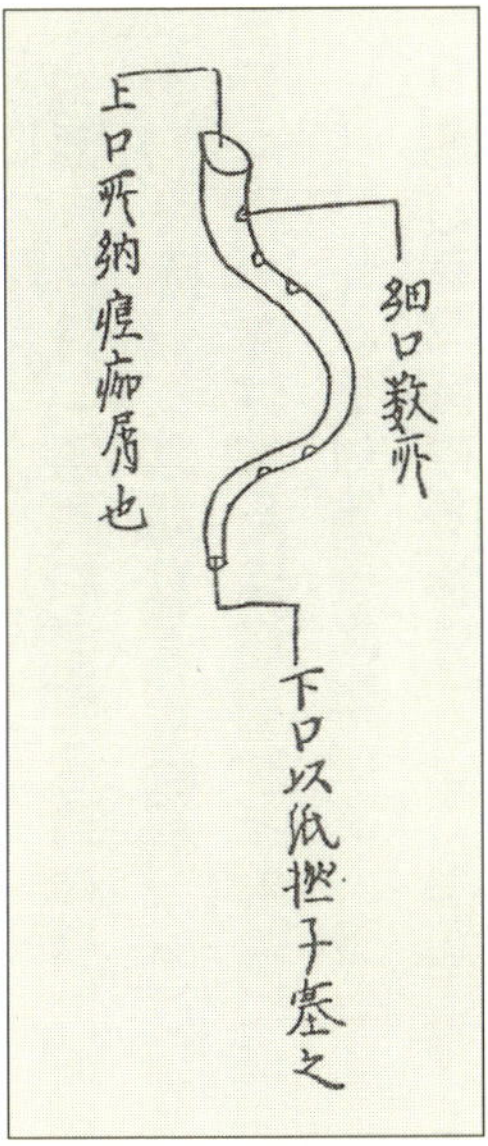

自製曲管の図（京都大学附属図書館蔵『種痘證治録』より）

⑦調摂（『金鑑』と同じ）

種痘では調摂（摂生）を最も緊要なこととする。七日前より調摂を厳密にし、寒熱を避け、飲食を慎む。喜怒は度が過ぎないように落痂後まで慎む。

⑧禁忌（春朔改良）

・小児の顔色が青く、あるいは黄黒色で、萎えて喜色なく、いきいきしていない時
・両眼とも黒が多くて白が少なく、瞳が青を帯び、視線がゆがんで、うつろで生気がない時
・泉門がくぼみ、うずくまっている時
・頭がしっかり安定していない時
・泉門が合っていない時
・五軟五便
・亀のような胸、背
・鶴のような膝
・鼻の穴が小さい時
・気が濁っている時
・声がはっきりせず小さく、痩せて肉がついていない時
・痩せて腹に脂肪がない時
・たむしや皮癬がある時
・腹に寄生虫がいる時
・首筋にぐりぐりがある時

・病後で未だ回復してない時
・元来疳《かん》の病ある時
・離乳後
・脾臓や胃が虚弱な時
・精神が倦怠している時
・脈が穏やかでない時

以上は『金鑑』通りであるが、年長の女子に種痘する場合に、春朔は月経の時期を考え、月経が終わって三日経って下苗し、痘中月経が起こらないよう見計らうことを注意している。『金鑑』は月経のことには触れていない。

⑨下苗の時日（『金鑑』と同じ）

冬至より春の末、清明《せいめい》の節までを限りとする。これは一陽来復して陽気発生する期間で、他の節には全く用いてはならない。

時日は暦の中段にある成日、開日、下段では天月二徳合日が種痘日によい。時刻は当日の前夜子の初刻（十二時）より翌日の昼午の初刻（十二時）までに施すこと。たとえ、種えてよい日にあたっていても、毎月十一日、十五日は決してやってはいけない。人神所在の日であるからである。

天月二徳合日
十一月は壬《みづのえ》の日
十二月は庚《かのえ》の日
正月は丙《ひのえ》の日
二月は甲《きのえ》の日
三月は壬の日

⑩下苗後（春朔独自）

下苗をしてから発熱するまでの間、大した症状のない者には、家方五物湯《ごもつとう》を服用させる。その薬剤の中にまた家方金甌丸《きんおうがん》を二粒、三粒ずつ加えて服用させること。たとえどんな症状があって、どんな処方を投与しても、この薬を加えることが肝要である。これは春朔の門の秘法であると記している。もちろん『金鑑』にはない。

⑪痘序（『金鑑』と同じ）

下苗後、七日経って熱発する者が正常である。たまに五日で熱発する者もいるが、その児の生まれつきの体質が格別に壮実だからとされた。

しかし、この類は百中二、三だけで、九日で出る者も往々で、十一日で出る者もまた百中二、三ある。十一日を過ぎても出ないのは必ず不応で、万一、十一日後になって発したのは決して種痘によるものではない。

施術を請う家には、前もってこの理を、よくよく諭しておくことが肝要であるとする。

⑫補種（『金鑑』と同じ）
下苗後は、丁寧でよく行き届く人をそばに置いて見守らせるがよい。出痘するまでじっと待たなければならない。しかし、十一日までを限度とする。十一日を過ぎても出痘しないならば、その後、和順の日を考えて補種するがよいとしている。

⑬治法（春朔独自の證治法）
痘を種えると毒を導いて外に出すのであるが、児が健康で病気がない時をうまく利用すれば、ことは順吉に終わる。しかし、痘家が溺愛に過ぎ、生活に慎しみがなく、飲食にも節度がなければ、この病が起こるので治療を施さなければならなくなる。この場合には、すべて自然の痘の治療法を参照して治療するがよいとする。

春朔自身が行った「證治」の症例を『種痘證治録』に掲記している。

●信苗の発見部位ならびに治法

信苗とは、下苗をしてから二、三日で、顔面、四肢、胸腹部に顆粒が出ることがあるが、この顆粒をいう。これは痘が出ようとしている徴である。

その色が桃色で、潤いがあり、鮮やかであれば順症である。治療しないで自然と消える。もし色が紫、黒で乾枯している場合は強毒の徴で、出た部位によって速やかに治療しなければならない。

種痘は全くこの苗を治療するのが肝要である。誤れば百害が起こり、救療することができない。心を用いなくてはいけないとし、その症例の処方を示す。

●見点の際の證治

発熱後三日して初めて点が現れ熱がひき、身体が楽になる。これを見点という。この痘は疎らで、色は紅で、生気があり、表面が尖っているのが順症である。

もし発疹の色が十分でなく、発疹しそうで発疹しないのは、体内の生気がなくて現れることができないのである。この場合の九症例の処方が示されている。

●結痂落痂の際の證治

痂が肉厚くしてつやがあり、栗の皮のような色で、痂が落ち、その瘢痕《はんこん》の色は紅く潤いがあって平坦なのが順症である。

もし、痂が乾燥して落ちない場合は処置が必要で、その症例の処方を記している。
●痘中に混じりもののある場合の證治
痘に外の病気の斑点や顆粒が混じっている場合の證治法を述べている。

種痘の実施にあたって

春朔は『種痘必順辨』の中で種痘の実施にあたっての心構えを次のように述べている。

「考えてみると、種痘は自ら作って施すのであり、まして十日も経たないで、真にそれが良かったか、悪かったかが現れる術である。もし誤って険悪の痘が出て人を害なうようなことになれば、刀で人を刺すのと違いがない。したがって、種痘医の罪は免れることはできないので、決してみだりにしてはいけない。種痘をしていい、してはいけない体質を詳細に診察して、一つでも心に疑うところがないことを確かめて、これをすることが肝要である。

種痘を施す前の診察の兆候については下編に述べる。書物では意を十分に尽くすことはできないので、世の医師は種痘をしようと思えば、十分このことを考えてほしいと望むものである(3)」

そして、種痘を接種してからの注意を、細かく記している。

種痘は接種して発熱まで七日を定期とする

「苗を下して各七日を経て熱を出し、発熱後三日で痘を出すことは皆同じである。その七日をもって定期とするのは、それは前編に述べた五臓伝送の日数であるからである。人は薬を飲むのに、七日をもって一期としている。俗に一廻りと言っている。世間の人は皆七日が服薬の一期間であることは知っていても、その七日が何に基づくものかはわかっていない。

七日は陽気一周の日数で、周易の地雷復《ちらいふく》の卦、十一月冬至は一陽来復の節である。易に曰く、『その道を反復し、七日来復す』と。伝に曰く、『陽が消えて七日たつと来復する』と。たとえば、十一月より七ヶ月を隔てて五月夏至に至って、一陰生じ、また七ヶ月を経て元の十一月冬至に至って一陽が生ずる。また天風姤《てんぷうこう》の卦では五月は一陰生ずるの節であるとする。伝に、『陽が初めて消えると、七日経って元に還る。ゆえに七日を七更と謂う』と言ってある。人もまた一小天地であるから、陰陽の消長に従わないでいることはできない。血気の運行、陰陽を流通して一身を栄養するが、人はその生まれつきの体質の強弱によって、各同じであることはできない。壮実の人は陽盛にして、気の行われることは期に先だち、虚弱の人は陽乏しくして、気の行われることは期に遅れる。

だから、種痘の苗を下してより発するに至る期間も同じではない。速やかに発する者は五日で出る。次は七日、次は九日、次は十一日である。中でも七日で発する者は十中八、九、九日で発する者はこれに次ぐ。五日と十一日とに発する者は至って稀である。

ゆえに種痘は苗を下して五日以前に発する者はなく、十一日以後に発する者も断じてない。もしあるならば、それは天行の痘であって種痘の痘ではない。その訳はどんなに五臓伝送の速やかな者でも、五日以前に発することはできず、またどんなに遅い者でも十一日以後に発することはできないからである。もし苗を下して五日以前に発する者も種痘とし、十一日以後に発する者をも種痘とすれば、どうして天行の痘と種痘を弁別することができようか。弁別しなければ大いに種痘の本旨に背いて、後々必ず種痘にとって害となるであろう。

なぜかと言うと、天行の痘は人が感染すると、その症状に自然軽重があって同じようにはいかないが、そのよしあしは前もって定めることはできない。種痘は必ず順症を得る術で、まだ五日経たないで発したり、また十一日以後になって発するのは、もともと種痘ではないから、決して順症であることはできない。もし難治の症となったならば、人は必ず種痘も決して順症とすることはできないと言うであろう。

そうなれば、医師を招いて種痘をしてもらうより、天行に任せた方がいい、などと言って信用する者がなくなり、この種痘術も終には廃絶してしまうことになろう。だから種痘を頼む家には、先ず五日以前、十一日以後に発するものは決して種痘とは言えないということを、詳しく話してからしなければいけない。決して天行の痘と混同しないようにしなければいけない」と述べている。(4)

種痘は発するのに質によって遅速が同じでない

「筑前秋月の市中遠藤某という人の児は、生まれつき極めて壮実であったので、種痘後五日で発し、その痘もまた稀少にして順候であった。また同藩の官士浅野某の児は、三歳で生まれつき虚弱で、顔色も青白く、いつも喜色がなく、種痘してはいけない素質であった。

しかし、私の親戚であるので、この児がもし天行の痘を病んで、多くの痘を出したならば、とても堪えることはできないだろう。今まで自分が種痘した児は一人も多痘の者はなかった。天行の痘は前もって安全か危険かを言うことはなかなかできない。したがって、じっと見守っているよりは、むしろ必順である種痘をしたらと決心して、ついにこの児に種痘した。すると七日経って発熱し、日ならずして微が出た。

ところがその痘色は淡白で皮膚の中に隠れ、全く血色が出ない。膿の注ぎ出る兆候が出ても、漿が満ちていないのではないかと心配していたが、果たして一滴の膿もできておらず、痘色は乾枯してほとんど危篤の症状である。今まで何人かに種痘したがまだ一児をも害っていない。もしこの児を今害うことになれば、種痘はここでやめてしまうことになるだろうと、どんなに後悔しても今さら何ともしようがない。数人の医師に処置を考えてもらい、友人の医官佐谷養菴に托して治療法を授け、千慮万計して治療を尽くした。鶏冠の血酒を服用させるにおよんで、わずかに膿が出て幸いに全きを得たが、その後余毒が四肢に固まって、腫れ痛み潰えて膿血を出し、その間細骨を出したのは、あたかも多骨疽のようであった。多骨疽というのは原胎より受けた病痘によって発するのであろうか。この児はこのようではあったが、その痘は面上一点の瘢痕も見なかった。しかし、決して病児に種痘をしてはいけない。

天行の痘で命を落とす者があっても、天命の然らしむるところであると、人は決して咎めたりはしない。しかし、もし種痘のために命を落とす者があれば、人は必ず罪を種痘に負わせるであろう。こういうことになると、人に大いに益のある種痘術であっても、世間の人は用いないようになり、済生の術となることはできない。この原理を理解してむやみに種痘をしてはならない。一人の過ちが万人の益を妨げることになるから、種痘をする者はこのことを深く考えねばならない。

また種痘は近世になって行われるようになった術で、人はその奇であるのを見て、怪しみ疑って、あるいは正痘ではないと言い、あるいは後で再出すると言って、付和雷同して色々な誤った説を正そうともしない。だから前編に五臓伝送の原理を述べて、衆人の惑いを諭したのである。今また繰り返してその趣旨を訴えるのである。一体痘を引く苗は、他の薬品でこれを引き出すのは、正痘ではないというのはまあ宜しい。痘痂で痘を引き出すのが、どうして痘ではなくて、他の病を引き出したなどと言えようか。たとえ他物で痘を引き出すといっても、どうして痘毒を引き出すことができよう。俗言にも瓜の蔓に茄子はならぬと言っているではないか。また世間では痘にかかっている家の人が、沐浴した湯を乞い求めて、浴の痘を染す者がある。浴湯でさえそうである。まして、痘痂を鼻の中に投入するのだから効果はなおさらである。どうして痘でなくて他の瘡が出ることがあろうか。全く考えの足りないことである。

かつ痘は一生一発の痘で、痘疹再出の説は古来まだ聞いたことがないから、『醫宗金鑑』の種痘法を決して実用に役立たない技術としてはならない。実に幼児を慈しみ育てる第一の大事な法である。

私が今まで種痘することができた五百児は、たとえばこれを天行の痘に任せたならば、全児が皆安全であることは恐らくできなかったであろう。その中、多ければ五十児、少なくても五児が命を傷つけたであろう。あるいは命を落とすまでにはならなくても、顔全体が瘢痕に傷つき、顔色を失うことになろうが、誰がこの禍にかかるのを憂えない者があろう。およそ児を育てる者は、あらかじめ順痘であるようにと希望し、神仏に祈願し、あるいは財をなげうって呪《まじな》いをし、守り札を請け、色々と考えめぐらして、必ず稀痘であるようにと願うのは誰でもすることであるが、痘の流行ごとに死する者は少なくなく、天下、痘のために命を害なう者もまたどれだけあるかわからない。こういうことから考えると、仏神の加護といっても、すべて全きを得ることはできない。

今、種痘の術では、種えてもいい児に施せば千万児であっても安全を保つことができよう。この術以外の方法でどうしてこういうことができよう。私が種痘した児は、寛政元（一七八九）年より寛政六（一七九四）年に至るまで、七百余児で、一児も面上瘢痕のある者はない。これで命を落としたり、不具になったりする者のないことがわかるであろう。

おおむね物事を試みる時は、その数は十を限度とするのが普通である。現在種痘を試みた者はすでに前記の数におよんでいるから、自分自身何の疑いも持っていない。

このことを世間に告げ、世の災いを除く一助となるように希望する。衆人もまた種痘必順の趣旨を理解したならば、その疑いが解けるのは、朝日が次第に氷を溶くようなものであろう」と述べている。[5]

種痘は年少年長を問わず稀順の痘を出す

「筑前上座郡佐田郷鉄砲師某の家に病婦がいて、私に治療を請うたのでその家に行った。家主の弟の勇助というのは、年二十七でまだ痘にかかっていなかった。私に告げて言うのに、『隣村には時々痘が流行する。このことを聞くと全く安心できない。しかし数回の流行に合ったが、私は今まで痘にかかっていない。こういうことであれば、生涯痘にかからないですみましょうか』と。私は『試みに種痘をしてみたらどうか。体内に痘気がないならば痘は出るはずがない。もし痘気があれば出るであろう』と言って種痘をした。七日経って熱を出し次いで出痘した。その兆候は順症であって痘もまた稀少であった。

その他、同藩士官高根某の女十九歳に種痘した。これも順症稀痘でほかに異なることはなかった。すべて年長の痘は順症が少ない。まして婦女子においてはなおさらで、月経等の妨げがあって心配するところである。種痘は年少、年長を問わず、軽重の差別がない良術ということができる」と述べている(6)。

種痘は天行の痘ある時は施してはならない

「もし今、天行の痘が流行していて、近隣に疱瘡を病む者がある時には、その傍では決して種痘をしてはいけない。

種痘をしている間に、また天行に感染して痘を出せば、医家、痘家ともにこれを種痘とする。種痘をすれば順痘であることはもちろんであるが、もしその痘が天行で、多くの痘を出し、あるいは難治の痘が出れば、人は必ず種痘も極めて順であるとはいえないと言うであろう。

こうして種痘の術も結局廃れてしまうことになれば、天下の児は種痘を受けることができず、何によってこの危険から逃れることができよう。種痘をする人は深くこの原理を理解して、種痘を無益の術とすることがないようにと、繰り返しこのことを述べるのである」と述べている。(7)

蘭医と種痘を論ず

『種痘必順辨』の中で、春朔は蘭医と種痘について論議して外国の種痘の状況を学び、より良い種痘を目指したことを次のように書き残している。

「寛政五（一七九三）年の春三月、長崎への旅に出かけ、高木氏のお供をして西洋館に入った。瘍科はもちろん、天儀、地理を論議するために、官のお許しを得て、筆者はオランダ商館長《カピタン》ケイスヘルトペンミイ、ヘトル、サミュルヘル・ナルト、ヤンハヒットテ・リカールト、蘭医ペルンハルト・ケルレルと会した。

彼等は大宴席を設けて、蛮産の異菓および珍菜妙種の珍しい品々を膳一杯に並べ、酒宴はたけなわとなった。通訳の堀、石橋の二氏によって話は通じ、天文地理等の話から内外治療にまでおよんだ。解体臓象の図、蠟で作った人形を出し、諸液の変異が原因で、諸症が起こる原理を教示した。

最後に種痘の話になった。私が『西洋にはこの術があるか』と尋ねると、ケルレルの『インゲンチンゲハンキンドルホッケン』との答えの言葉を、石橋が翻訳して、『インケンチンゲハン』は接木《つぎき》のことを言い、『キントルホッケン』は痘の蘭名で、これを日本語に訳すると、接木疱瘡と言えばよかろうと。また苗を下す術を問うと、ケルレルは『ランセッタ』の語で、種痘の術を示した。

石橋はまた訳して、ヨーロッパの諸国（六大州中の一州、すなわちオランダ等の属国。和漢天竺等はアジアなり）では、種痘は皆鉄針で膿痘を破り、膿水を針に塗り、その針で痘を種える児の上腕の『アーデル』（青筋を言う）に刺した後、薄綿でその針で刺したところを巻く。すると痘気が血絡より伝わり入って、十日余りで痘が出ると。

私はまた『その方法で、これを行って皆ことごとく反応があるか』と尋ねた。すると『皆は反応しない。反応があるのは十中一、二だけである。しかし反応が出ればそれは必ず順痘である。ゆえに全部するのである』と。

また尋ねた。『痘がない時は種痘はできないか』と。

答えて『綿糸二、三本を針の眼に貫き、それで膿痘を貫き、膿漿を糸にしみこませて、これを納め貯えておき、必要な時に出し、痘児の上腕の青筋に貫き通し、薄綿を前に言ったように

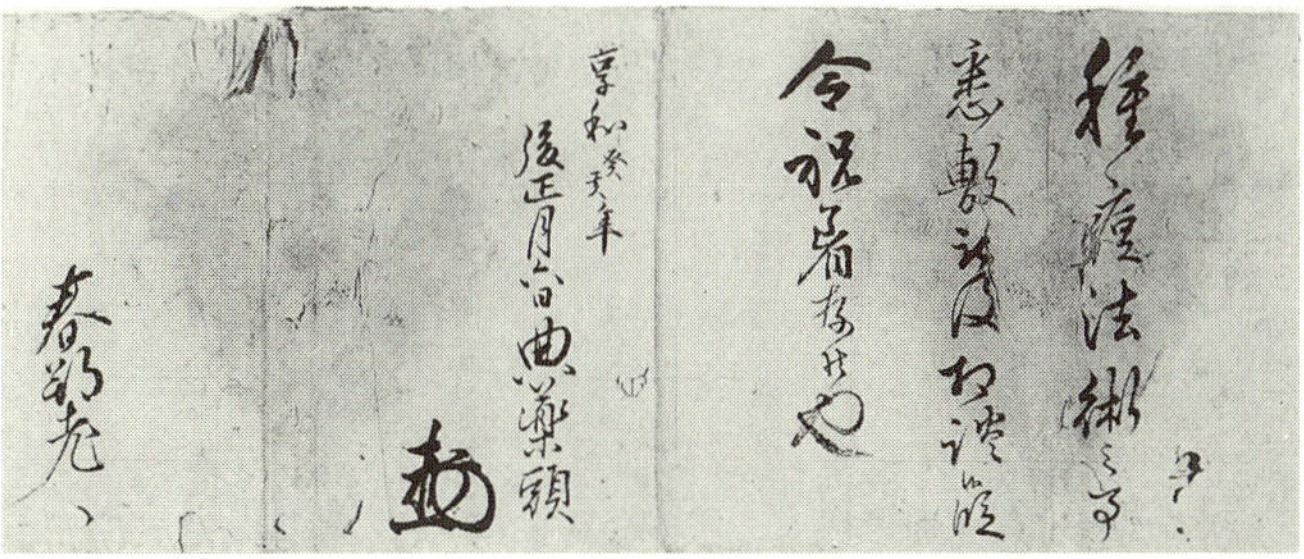

幕府典薬頭から初代緒方春朔への認証状（三浦良一氏蔵）

巻く。しかしこの法は気薄の場合は反応しにくい』と言った[8]」

春朔は、自分の考案した種痘法をより確実で安全なものにしようと、研究を続けたことがうかがえる。

幕府に種痘を認められる

享和三（一八〇三）年、春朔が五十四歳の頃には種痘法が幕府の典薬頭《くすりのかみ》に認証されていたと思われる。緒方家に伝わり、今は秋月の三浦良一氏所有の資料に、それを示す次のような書状がある。[11]

種痘法術之事、悉敷被及相談候段、令祝着存候也

享和三癸亥年後正月六日

典薬頭

頼之花印

春朔老

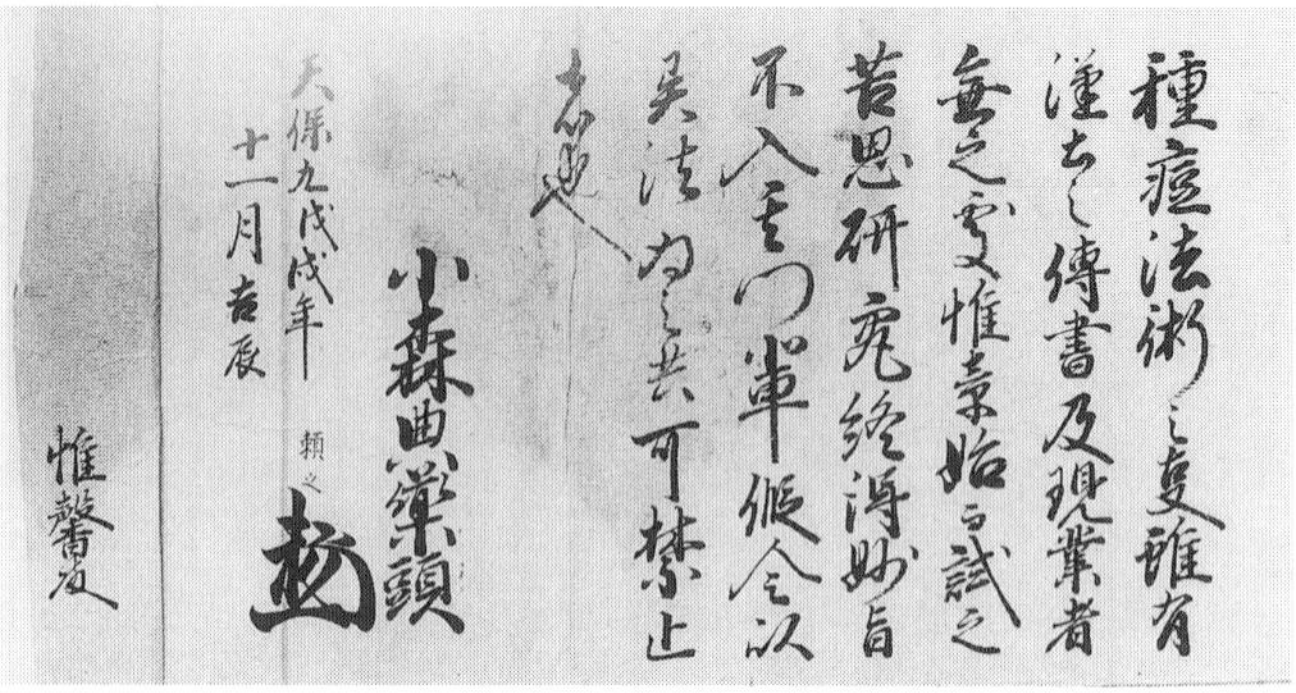

幕府典薬頭から初代緒方春朔への認証状（三浦良一氏蔵）

「種痘法術を、皆に広めることについて話し合いがなされたことは、誠に喜ばしいことである」という文面で、春朔の種痘法が幕府から認められていたことがわかる。

また、三浦家に遺る資料に、三代目の春朔惟馨へのものであるが、次のような幕府の典薬頭からの種痘医としての承認状がある。[12] 惟馨の時代にあっても幕府の典薬頭から認められていた証となろう。

種痘法術之事　漢土之伝書有リト難モ　現業ニ及ブ者無キ処　惟章始メテ之ヲ試ミ　苦思研究終ニ妙旨ヲ得タリ　其ノ門ニ入ラザル輩仮令異法ヲ以テ之ヲ為ス共禁止ス可キ者也

小森典薬頭
頼之花印

天保九戊戌年十一月吉辰

惟馨殿

その後、緒方春朔の人痘種痘法は直接伝授した医師たちにより全国に広がり、後のジェンナーの牛痘種痘法が入って広がり始めるまでの約六十年間、わが国の天然痘予防に貢献する。

この全国的広がり、すなわち一部とはいえ国民や医師に種痘の概念が理解されていたことは、後に牛痘種痘法が輸入された時、急速に広がる原動力、ないしはその基盤となったのである。

牛痘を人体に接種すると、その発痘は限局性で、全身症状は軽く、死の危険を伴うことはきわめて少ない。また人痘と違って濃厚な接触をしない限り、周囲の人々に伝染する心配がない。しかも人痘に対する免疫は確実に成立する。よって、牛痘種痘法の方がより安全ということで世界に広まり、春朔の人痘種痘法成功より五十九年後に日本へも上陸したのである。

しかし、ジェンナーの牛痘種痘法にも、次のような多くの排斥があった。

①幕府医学館の痘科池田家の人痘種痘法も牛痘種痘法も認めないという頑迷な態度が普及を遅らせた。
②一般大衆が牛の病的材料を使うと聞いて接種を受けたがらなかった。
③人痘種痘法と異なり、身体の皮膚を傷つけたり、種痘を受けた小児から苗痘を採取することに対して、武士や漢方医から反対の声があがった。
④人痘種痘法を業としてきた人たちの中には、生業を守る立場から牛痘法を中傷する者が少

なくなかった。(9)

なお、春朔は医術のほかに、天文や地理などの学問にも堪能であった。秋月城址の顕彰碑に、「先生又通元文理渉猟　泰西之学著地球略説　嘗督工製天地両球献藩主」とあることからそれがわかる。(10)

鼻旱苗法の欠点

鼻より痘痂を吸い込ませる鼻旱苗法《びかんびょうほう》は危険が多くて必ずしも安全なものでなかったことが、長与専斎（一八三八－一九〇二年）の『奮大村藩種痘之話』の中に次のように述べられている。

「従来鼻より痘苗を吸込ましむる仕方は、呼吸器諸臓の雑症傍発して、危険も多ければ、此方を改め、彼牛痘種に倣い、皮膚に植付たらんには、自然生理病理の学説にもかない、幾分種痘の危険を減することあるべしとて、痘痂の粉末を水にて溶き銀針にて上膊に植ることを試みられたり、又牝牛犢《こうし》牛を購いて、天然痘を植付け、屢々《しばしば》試みけれども、其儘消失して其効なかりし、然れども皮膚の種法は果して、其理想に違わず、従来、鼻種の時は、毎春百人に付二人若くは三人位の死亡ありしが、腕種と改まりてより後は、一人も怪我なくして済み、三年に一人の死亡ありたる位の事にて、一体に病症も軽安なりしかば、腕種の評制高く、藩中の士人商家は概ね、古田山に登りて、種痘することとなれり、他二家、芳陵家、待山家は、矢張旧来の鼻種なりしかば、世人は鼻種、腕種と唱へて、区別せしなり云々[15]」

これは腕種が行われて後の記述で、鼻旱苗法が危険だったことがわかる。

また、その当時痘科専門で全国に名が知れていた池田家の医師たちも、僅かながらの種痘経験から人痘種法は危険であると禁じた。

池田正直《せいちょく》は、明より亡命してきた戴曼公に師事して岩国で疱瘡治療の方法を習った。その子孫が疱瘡治療の方法を伝え、痘科をもって天下に名をあげた。さらに寛政十（一七九八）年には幕府の医学館に痘科が創設され、曾孫である池田瑞仙《ずいせん》が教授となっている。

池田瑞仙は『痘疹戒草』の中で、「若い頃『種痘神春』に『五、六歳以後の健康な子供に季節を選んで種痘をするとよい』と書かれたのを読んで、種痘を試したことがある。五人の子供に行って三人は少しの発疹が出ただけで治った。一人は重症になり治療したところ漸く治ったが、一人は死んでしまった。李仁山《りじんせん》も時期を選んで行って十人に種痘を行い、八、九人が生きると言っている。十人全部が生きるわけではない。これは妊婦に堕胎薬を与えるような者である。其れで、死ぬ理由はないとしても他の病気で死ぬこともある。万一でも死ぬのであるから、これを行うことは識者、君子のすることではない。禁止する」と述べ、種痘を禁止した[15]。

この系統は種痘を行わず、むしろそれを排撃したので、当時日本の官学は緒方春朔の種痘を認めなかった[14]。

痘家専門の大家として広く知られていた池田霧渓《むけい》は、安政五（一八五八）年に刊行した『種痘辨義』に、種痘は人痘接種であれ牛痘接種であれ、すべて害あるとも益なしと記述している[16]。

春朔の偉業を支えた人々

大庄屋天野甚左衛門

春朔が成し遂げたこの種痘成功という偉業も、卓越した識見の持ち主、大庄屋天野甚左衛門《あまのじんざえもん》の協力があったからだ。

春朔は悩んだ。種痘法の研究は長い間行ってきた、実施の目処もようやくたった。種痘のための痘痂も手に入れた。そのような時、秋月の地にも天然痘が流行してきた。しかし、試してみたいが自分には試せる子供がいない。

そんな時に、以前から種痘の話を春朔から聞いて知っていた大庄屋天野甚左衛門が「自分の子供二人はまだ幸いに痘に罹っていない。この子供たちにやってみてください」と春朔に申し入れた。春朔は初めてのことだし、未熟な術を人に施すわけにもいかず、なかなか踏み切れなかった。しかし天野甚左衛門に「種痘をやってみるのにどうしてそんなに恐れられるのですか。

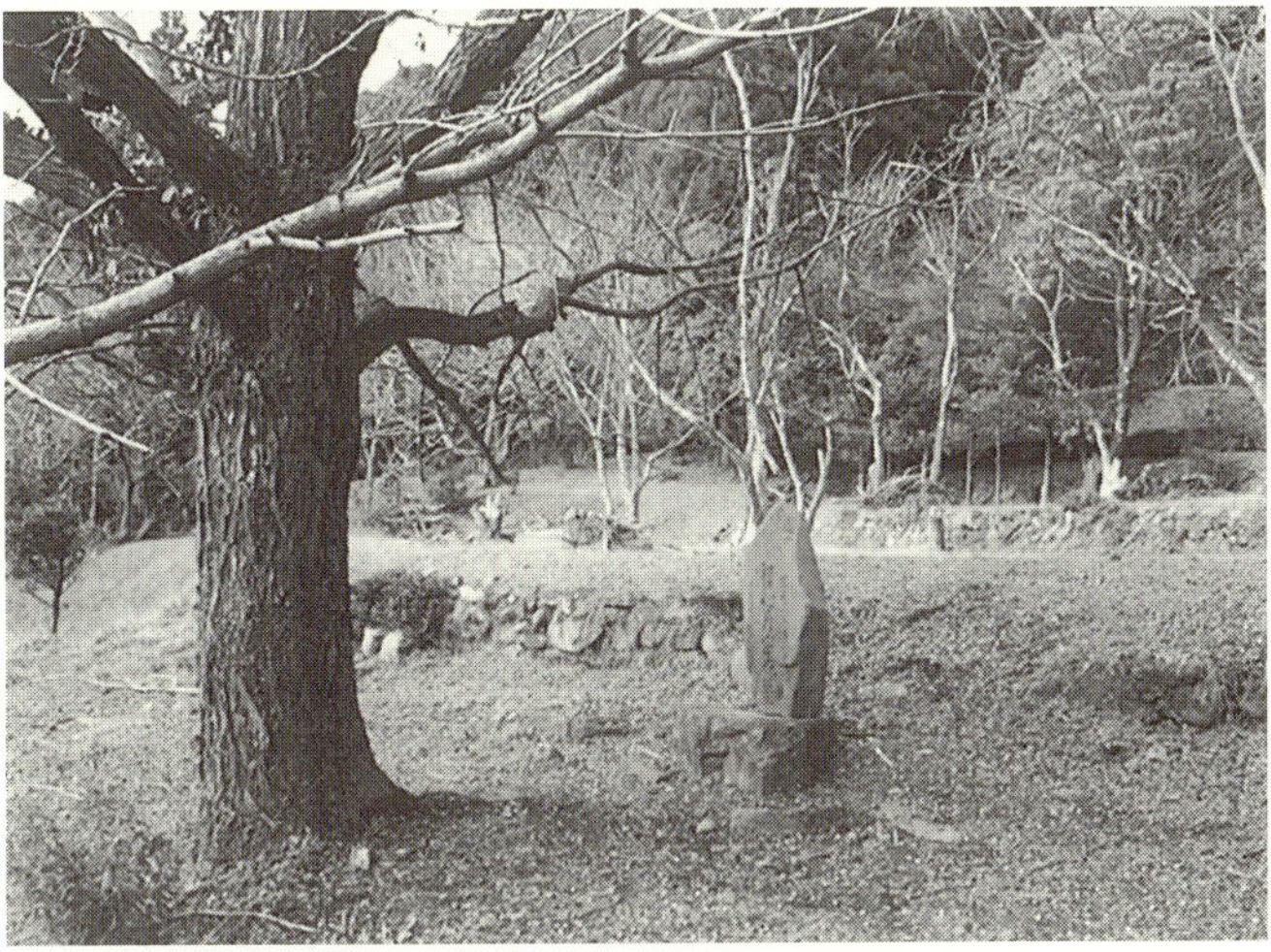

天野家の墓所（上秋月片峰）

種痘をしても、反応するかしないかの違いでありましょう。たとえ反応しなくても害をなすことはないでしょう。もし反応があれば、後々どれだけの人に役だつことでありましょうか」としきりに勧められる。春朔は固辞していたが、甚左衛門のさらなる強い勧めがあり、やっと種痘実施の決断をすることになった。

この甚左衛門の深い理解と人のため世のためとする広い心のお陰で、種痘法が初めて成功したのである。それは、春朔と甚左衛門との間に日頃から強い信頼関係があったからできたものであろう。春朔の信頼される医師としての姿が見えてくる。

甚左衛門は天野家八代にあたる。諱《いみな》は景勝、大庄屋たること十八年、文政十（一八二七）

年十一月七日に没す。天野家は御井《みい》郡より上秋月に来て、大庄屋を務めた家系である。[17] その末孫天野知之氏は日田市で医業に携わっておられる。

天野家系譜

初　代	天野藤左衛門景澄	慶安四・九・二十四
二　代	天野藤左衛門景久	寛文十・九・十九
三　代	天野甚左衛門景之	宝永二・三・十七
四　代	天野吉左衛門景一	元文三・五・二十九
五　代	天野吉次郎左衛門遠春	享保二十・八・十二
六　代	天野甚左衛門景元	宝暦八・八・九
七　代	天野吉次郎左衛門景房	寛政三・五・四
●八　代	天野甚左衛門景勝	文政十・十一・七
九　代	天野左惣太景道	嘉永三・一・二十六
十　代	天野藤一郎景久	安政五・五・十
十一代	天野嘉三郎景壽	慶応三・二・十五
十二代	天野吉左衛門景時	明治七・三・三十一

十三代　天　野　要　景　則　大正十三・六・四
十四代　天　野　義　夫　景　澄　昭和二十二・十二・十四
十五代　天　野　博　喬　昭和二十六・十・七
十六代　天　野　知　之　現当主（大分県日田市在住、日田市医師会会員）

この系譜は、朝倉市秋月在住で天野家と縁戚にある坂口良介氏より提供いただいたものである。十三代天野要景則の夫人ルイは、坂口良介氏の曾祖父壽平の妹である。

秋月藩の医師たち

秋月藩医戸原歴菴日記の寛政二（一九七〇）年歳時録に、

「三月十日種痘男永次郎勘吉　男永次郎八十七日痘出惣数三十粒位勘吉十八日発熱、十九日出痘斎、面部惣数十余顆、惣身是ニ応ス[18]」

とあり、戸原歴菴は二人の子息にも、種痘成功から二十四日後に、春朔に種痘をさせて協力したことがわかる。

二十日の条には、

「痘今節流行、先日来、仲間緒方春朔種痘追追行矣処、甚応験皆稀痘其上去ル十日吉辰ニ付、歴菴両児佐谷台菴小児、江藤養台小児、各医家ニ種痘取行候ニ付今日成日又来ル廿二日開日之吉日ニ付町家中多種痘之望有之皆々取行申候最早今迄五六十程、種痘皆稀痘、尤流行春来百人位モ痘相仕廻候処、壱人モ悪症無之皆無恙相仕廻ナリ」

とあり、戸原歴菴のほか、佐谷台菴、江藤養台の各医師もすぐさま自分の子供に種痘をさせて協力した。

また、春朔と同郷の江藤養台（泰）という医師は、「緒方春朔君は『種痘必順辨』を著述して、その術を広めようとし、私に序文を請うた。人々の中には種痘について、その術を危ぶむ者もあるだろうが、危ぶむ者があるからといって、何もしないというのでは何の弁解にもならない。それで自分が春朔の種痘を親しく見たところを挙げて、天下の人々にこの法が有益であることを証明しようとするのである」と序文を書いて、春朔の種痘法が世間に信用され、広がっていくことを願っている(19)。

このように秋月藩の藩医から理解と協力を得られたことは、一般の人々の理解を得る上で大きな力となった。

秋月藩主黒田長舒侯

種痘を全国に広め、天然痘予防に尽力し得た春朔の偉業も、その時代の為政者、第八代藩主黒田長舒《ながのぶ》侯の理解と支援に負うところが大きい。

長舒侯に春朔の医術が認められて藩医として召し抱えられていたことは、春朔にとって医術の研究にも、生活を立てていく上にも大きな支えとなったであろう。それに、種痘という新しい考えに理解が得られない為政者だと、種痘の研究も実施も行うことは許されず、禁止されることもあったであろう。春朔が説明に説明を重ね理解してもらうよう努めて、長舒侯に信頼されたからであろう。

まず、秋月藩の概要を井上敏夫監修『秋月郷土館』（秋月郷土館発行）から見てみよう。

「黒田長政は慶長五（一六〇〇）年の関ヶ原の戦功により筑前一国を与えられた。それによって福岡藩が成立し、長政が初代藩主となった。長政は、中世秋月氏の故地秋月には叔父の黒田直之を置き、同十四年に及んだ。元和九（一六二三）年の長政死後、遺言にもとづき、三男長興に秋月五万石が分知され、秋月藩（福岡藩の支藩）が成立した。

寛永元（一六二四）年春に、家中屋敷の縄張のために、諸士が福岡より引っ越し、同年七月に黒田長興（秋月初代藩主）が入部した。同二年に江戸参府を福岡本藩から差しとめられたが、細川家の援助を得てひそかに江戸に上り、翌三年に将軍徳川家光に謁し、従五位下甲斐守に任ぜられ、同十一（一六三四）年八月に将軍家光から五万石の朱印状を与えられた。初代秋月藩主中興の後は、長重・長軌・長治・長邦・長恵・長堅・長舒・長韶・長元・長久・長徳と嗣ぎ廃藩置県に至った。

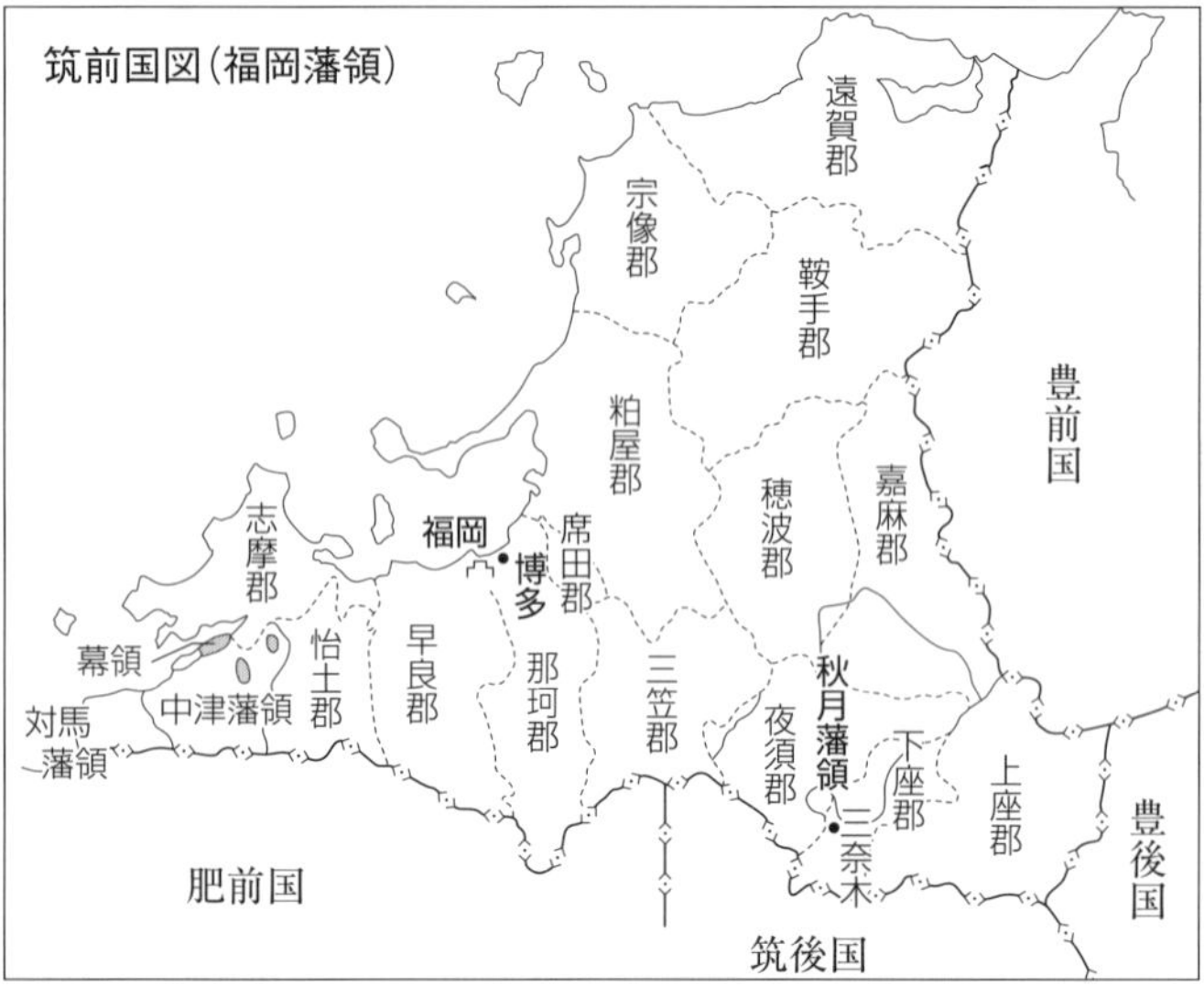

分知時の所領は、『長興公御代始記』に所収の『知行高目録』によれば、筑前国夜須郡のうち二十九ヵ村、同下座郡のうち十七ヵ村、同嘉麻郡のうち九ヵ村の計五十五ヵ村であった。その後、別村もできて五十八ヵ村となった（『寛文朱印留』）。寛永十三（一六三六）年には、秋月領七ヵ村（一七七三石）を、福岡本藩領穂波郡二ヵ村・夜須郡一ヵ村（一七七三石）と交換したが、この交換は幕府からは公式に認められず、『御内証替』になった。

家臣団は、家老・中老・用役の三要職（着座中）のもと、馬廻・無足・組下（以下士分）、陸士・側筒・郡方・勘定人・目付・足軽などがあり、馬廻・無足より諸種の頭・奉行が任ぜられた。寛永十一年以来、山足軽（のち郷足軽）も置かれた。このほか諸制度は本藩に準じた。

寛永十八年以降、福岡本藩は佐賀藩と隔年交代で長崎警備にあたっていたが、天明五（一七八五）年には福岡藩主斉隆が幼少のため、秋月藩主長舒（第八代）は長崎代番を命ぜられ、その後も文化七（一八一〇）年まで長崎代番を命ぜられており、秋月藩と長崎の関係は深い。その一端は今日も秋月に残る目鏡橋（長崎の眼鏡橋をモデルとしたため当初長崎橋と呼ばれた）にも窺うことができる。

秋月藩領内には、紫金苔、木蠟、葛粉、紙、元結、鬢付、陶器等の産物があった。享和二（一八〇二）年には、葛粉、蠟、紙、陶器、蠟燭等の国産方仕組（専売制）をなし、金山の開発等の諸政策を実施している。

明治二（一八六九）年正月十九日の版籍奉還により、黒田長徳は知藩事となった。同四（一八七一）年七月十四日の廃藩置県で秋月県が誕生したが、同年十一月十四日には福岡県に併合された[20]」

長舒侯の治世は天明五（一七八五）年から文化五（一八〇八）年に至る二十三年間だが、中興の明君と呼ばれるだけに、その治績は顕著なものがある。

長舒侯は日向国高鍋城主七代秋月種頴の二男として、明和二（一七六五）年九月二十七日に生まれた。二十一歳の春、天明五年三月十八日に、七代長堅《ながかた》侯の跡を承けて八代秋月藩主とな

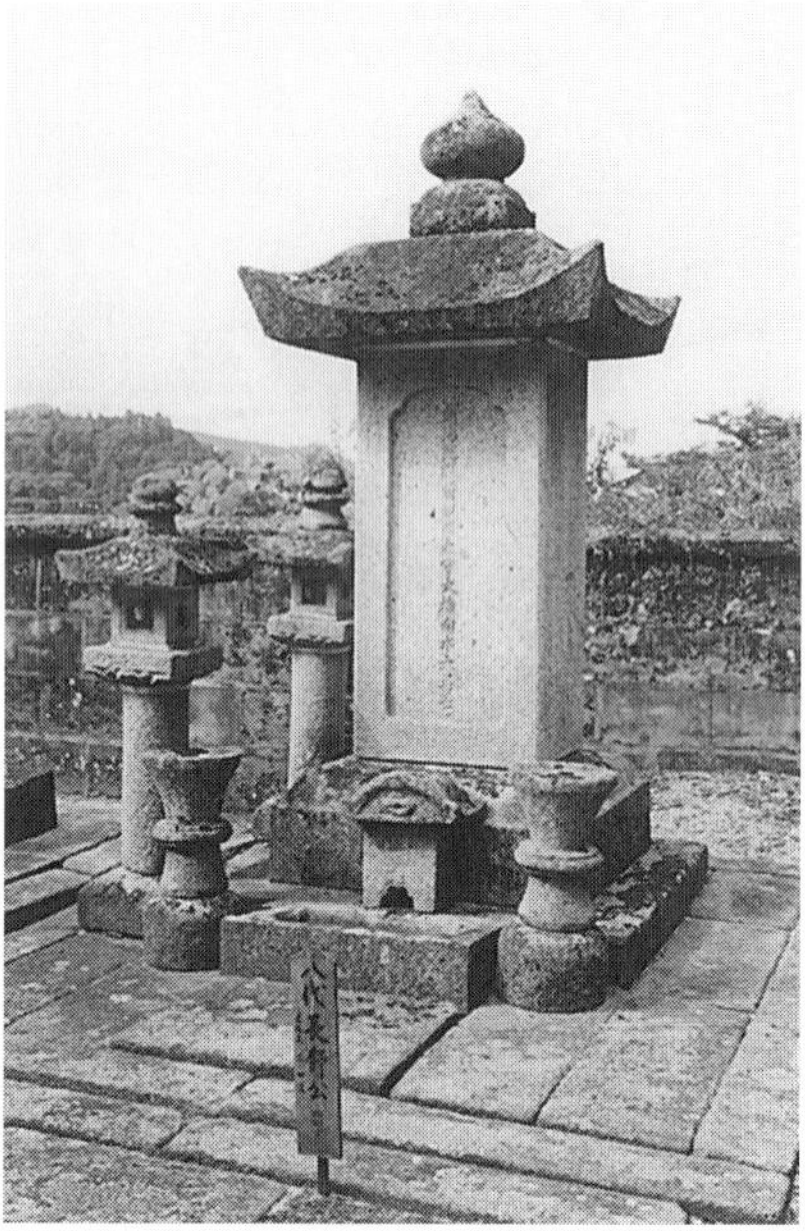
黒田長舒侯の墓

った。本藩福岡においては長崎警備という重任があった。当時の福岡藩主は九歳。この幼君では心許なく、かねて天資英明の誉れの高かった長舒侯を入れて分藩秋月の跡目を相続させ、本藩に代わって長崎警備の重任に就かせた。

天明八年に勢州桑名城主松平下総守忠啓《ただひら》の女美須子を入れて室とする。時に長舒侯二十四歳、美須子は二十歳であった。しかしこの夫人は病弱で、四年後の寛政三（一七九一）年に二十三歳で夭折した。

後夫人を入れたのはそれから六年後の寛政九（一七九七）年である。夫人は土佐国主松平土佐守豊雍《とよちか》の女釆子、二十三歳であった。長舒侯は三十三歳。この夫人は五十六歳まで長命し、天保元（一八三〇）年に逝去している。長舒侯は文化四年十月十六日に四十三歳で没す。

上杉鷹山（治憲《はるのり》）といえば、羽州米沢の藩主。特に望まれて日向高鍋の秋月家から上杉重定

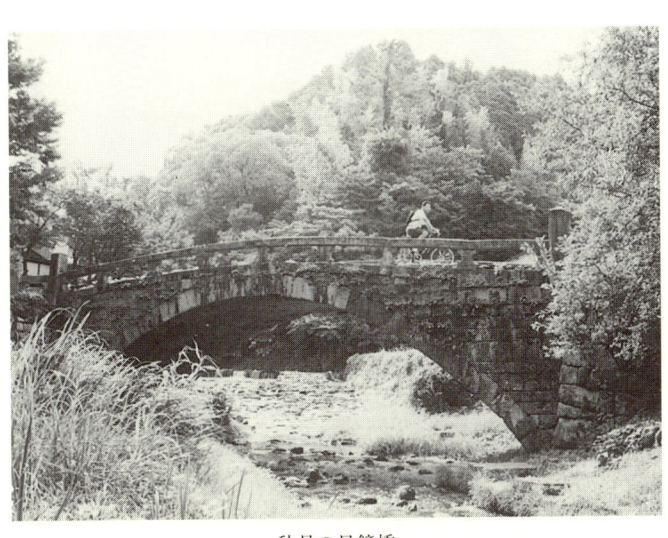

秋月の目鏡橋

の養子となった人で、秋月種美の二男、黒田長舒侯の叔父にあたる。一代の明君と仰がれ、財政の改革、殖産興業、新田開発、備荒貯蓄、倹約奨励など藩政全般にわたる改革を断行し、また藩校興譲館を建てて学問の奨励をした。招聘した儒者細井平洲を深く尊敬し、手厚くもてなした話はよく知られている。

長舒侯はこの叔父鷹山を大いに畏敬し、また私淑するところも極めて厚く、これを範として諸般の振興を図り、秋月藩をして政治的にも文化的にも真に光輝あるものにしようと考えた。

すなわち藩学を盛んにして文武の道をすすめ、善行者を見出してはこれを称誉し、八十、九十の老齢者を労《ねぎら》い、徒刑の法を立てて刑罰の公正を図り、育子の制を設けては人命の尊

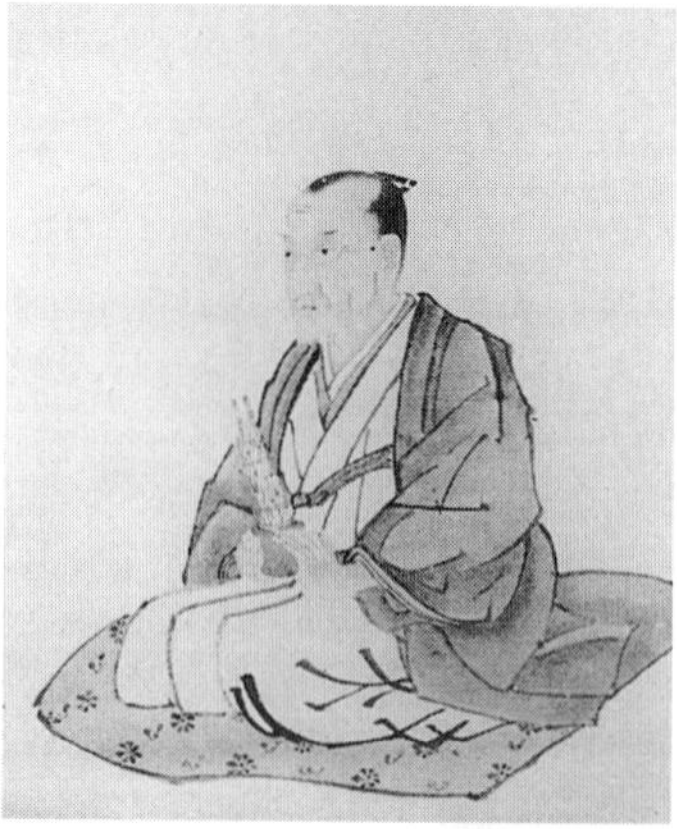

原古処と，古処から春朔へあてた書（緒方無元編『郷土先賢詩書画集』より）

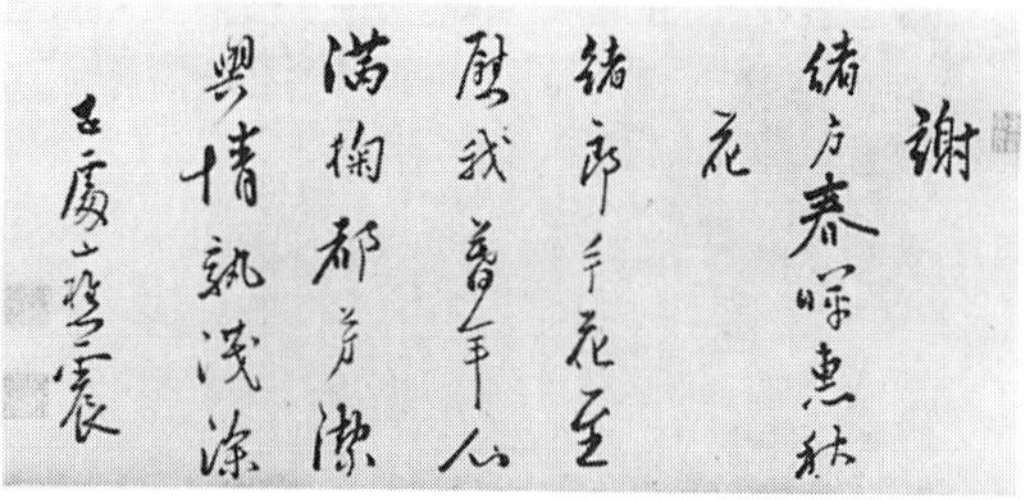

重を期し、嘉麻水道を掘削しては農民の生活を利し、そのほか窮民救済、殖産興業、倹約励行など、その善政は数えあげるにいとまもないほどである。[21]

秋月藩が政治的にも文化的にも最も充実していた時代であった。

本藩である福岡藩に代わっての長崎警備、藩校稽古館《けいこかん》の建設、原《はら》古処《こしょ》の活躍、亀井南冥《なんめい》著『論語語由』の刊行、目鏡橋の建設など、秋月藩が誇れるものは、そのほとんどが緒方春朔と同時代のものである。

〔引用・参考文献〕
（1）緒方春朔『種痘緊轄』秋月郷土館蔵、一七九六年
（2）緒方春朔『種痘證治録』京都大学附属図書館蔵、一七九六年
（3）緒方春朔『種痘必順辨』二―四丁、造化堂、京都大学附属図書館蔵、一七九三年
（4）前掲文献（3）六―七丁
（5）前掲文献（3）七―九丁
（6）前掲文献（3）一一―一二丁
（7）前掲文献（3）一五丁
（8）前掲文献（3）一三―一四丁
（9）川村純一『病いの克服――日本痘瘡史』思文閣出版、二〇七頁、一九九九年
（10）『種痘術創始者緒方春朔事蹟』秋月郷土館蔵、明治年間
（11）三浦良一氏所蔵資料
（12）三浦良一氏所蔵資料
（13）山崎佐『日本疫史及防疫史』二五五頁、克誠書店、一九三一年
（14）小川鼎三『医学の歴史』一四四―一四五頁、中央公論社、一九六四年
（15）小田泰子『種痘法に見る医の倫理』一五三頁、東北大学出版会、一九九九年
（16）前掲文献（9）二〇一頁、思文閣出版、一九九九年
（17）浅野陽吉『種痘の祖贈正五位　緒方春朔』四頁、浅野陽吉、一九三五年
（18）『種痘術創始者緒方春朔事蹟』原泉堂歳時録抜粋（藩医戸原氏ノ日記ナリ）、秋月郷土館蔵、明

治年間

(19) 前掲文献(3)序文

(20) 井上敏夫監修『秋月郷土館』一一六頁、財団法人秋月郷土館、一九九四年

(21) 三浦末雄『物語秋月史』下巻、秋月郷土館、三―七頁、一九六八年

天然痘の予防法を広める

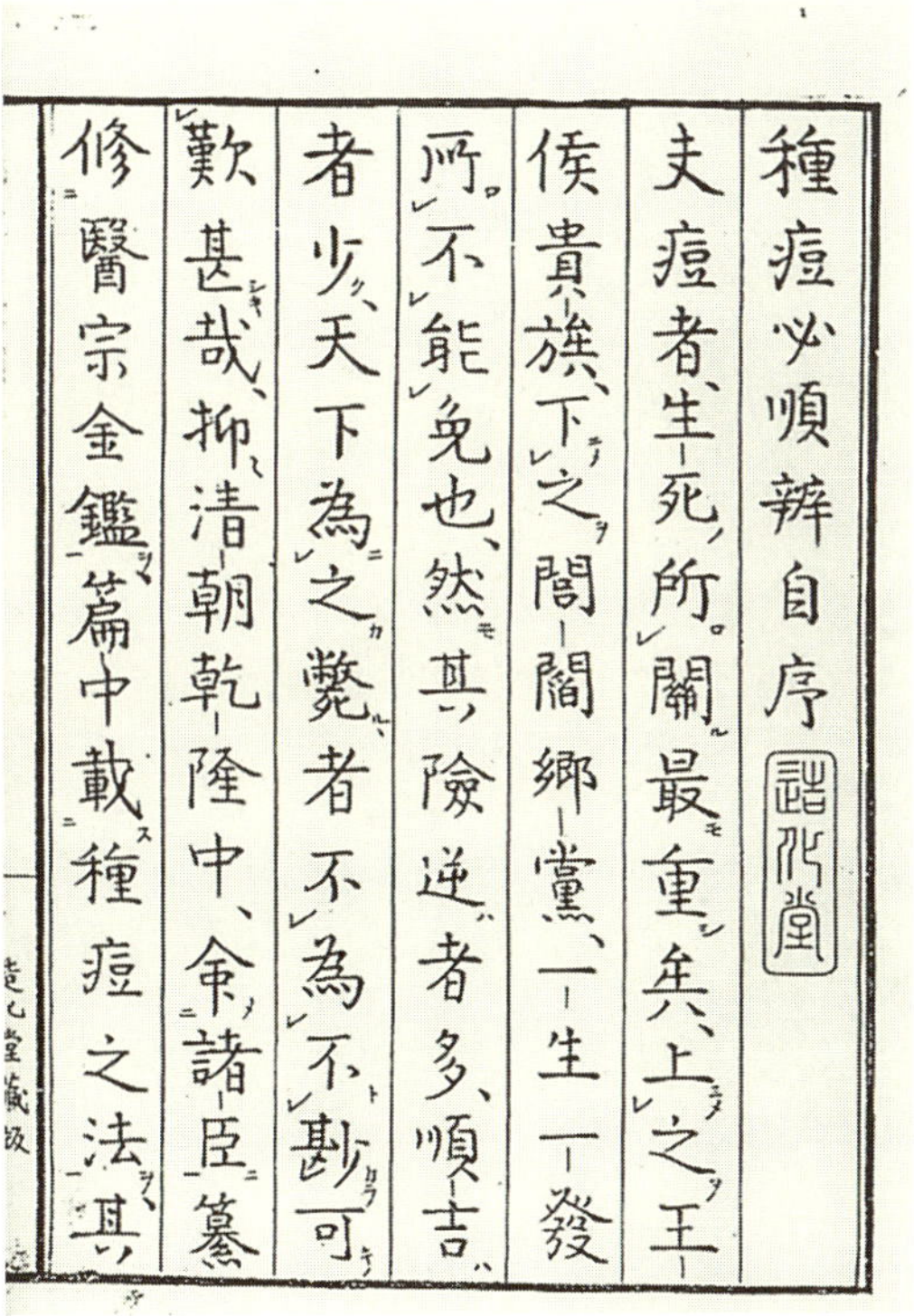
種痘必順辨自序
夫痘者生死所關最重矣上之王
侯貴族下之閭閻郷黨一生一發
所不能免也然其險逆者多順吉
者少天下為之斃者不為不尠可
歎甚哉抑清朝乾隆中命諸臣纂
修醫宗金鑑篇中載種痘之法其

緒方春朔著『種痘必順辨』の自序
（京都大学附属図書館蔵）

三冊の種痘書を著す

緒方春朔は、種痘法を日本全国に広め、天然痘予防に尽力した。そのために、この種痘を自分の秘伝家伝とすることなく皆に教えた。

華岡青洲《はなおかせいしゅう》（一七六〇―一八三五年）をご存じであろう。世界で初めて全身麻酔で乳癌の摘出術に成功した紀州（和歌山）の外科医で、春朔より十二歳年下の、ほぼ同じ年代である。有吉佐和子の小説『華岡青洲の妻』でよく知られるようになった。

青洲は和蘭の医学書に載っている薬を参考に漢方伝来の麻酔薬を研究し、全身麻酔薬の「通《つう》仙散《せんさん》」（マンダラゲとトリカブトを主成分）を創りだした。その効力検定では多くの薬草を犬や猫で実験し、さらには母親於継《おつぎ》や妻加恵《かえ》が実験台となり、加恵はそのために失明したといわれる。

ようやく目途がたち、文化元（一八〇四）年十月十三日、大和五条の藍屋利兵衛の母、勘の乳癌摘出手術に、通仙散による全身麻酔で成功する。青洲四十六歳の時で、春朔の種痘成功の十四年後である。全国から入門者が集まり、その数は千七百名にものぼる。入門のなかったのは九州の壱岐だけといわれている(1)。

ところがこの全身麻酔や外科手術のことを秘伝家伝として、青洲の末弟の華岡鹿城《ろくじょう》や一番弟子の本間玄調など一部の人にしか教えなかった。それに、青洲自身はほとんど書物を書いていない。『乳巌治験録』と題する数頁の小冊子と若干の臨床記録のみである。[2]

この『乳巌治験録』を見ると、初めて乳癌の手術をした患者のこと、すなわち、患者の家族のこと、病気の症状や手術を決断した時の家族とのやりとりなどは書いているが、全身麻酔に使った通仙散の処方などは記していない。[3]

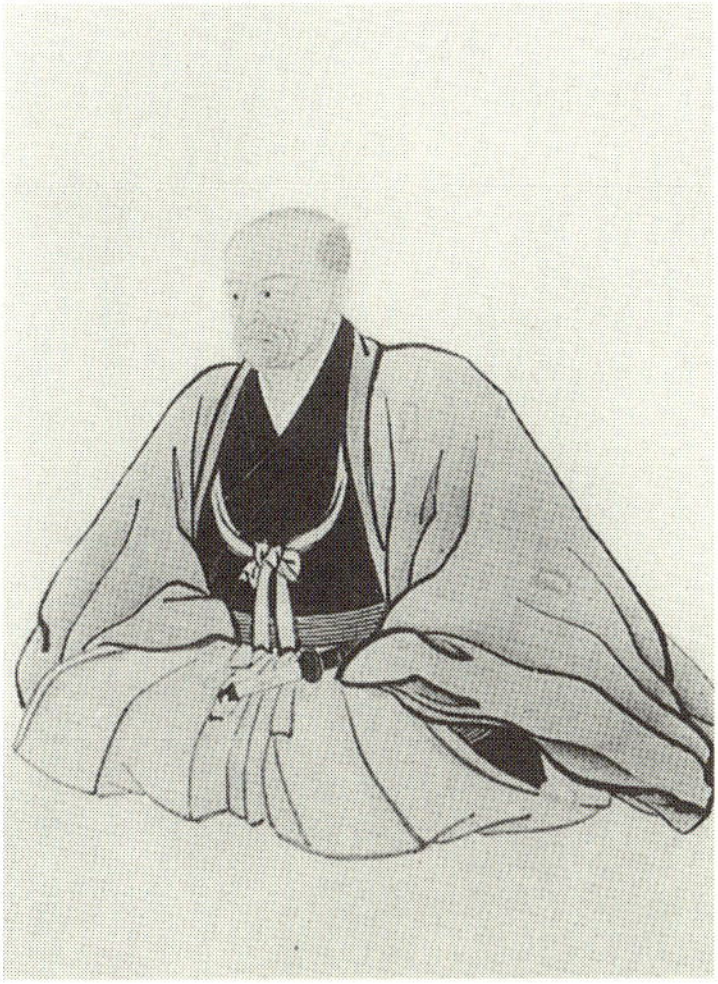

華岡青洲
（藤波剛一『医家先哲肖像集』より）

弟子の中でも一番傑出していたのが水戸出身の本間玄調（一八〇四－七二年）で、さまざまな外科手術を行い、多くの書物も著している。しかし、青洲は自分の秘術を公にしたことを怒って、後に玄調を破門する。[4]

エーテル全身麻酔は一八四六年にアメリカで、クロロホルム全身麻酔は一八四七年にイギリスで初めて利用されたので、いずれも青洲に遅れること四十余年。青洲の全身麻酔が欧米に先んじていながら、その後の発展をみなかったのは、その方法を公開

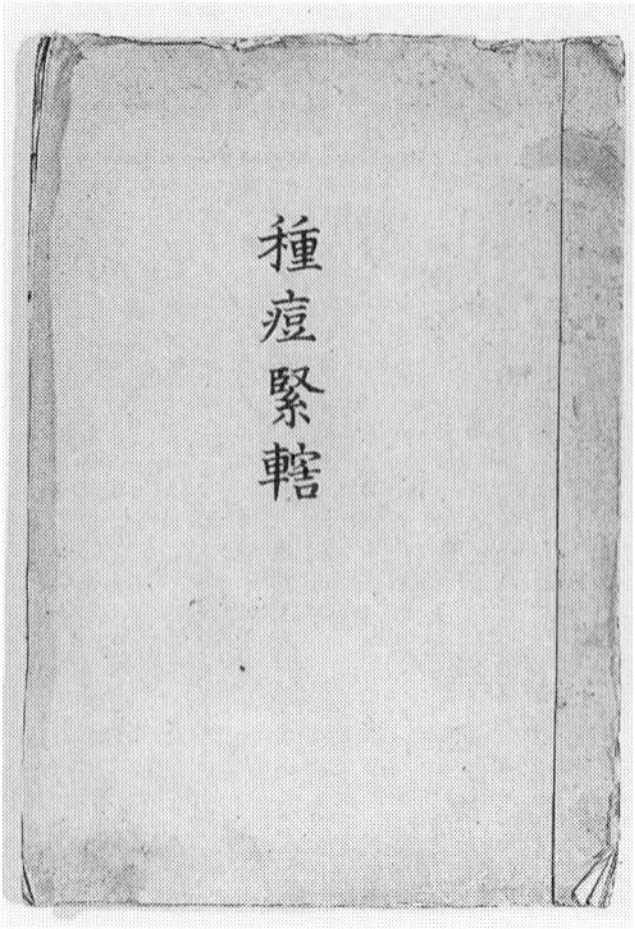

『種痘緊轄』（秋月郷土館蔵）

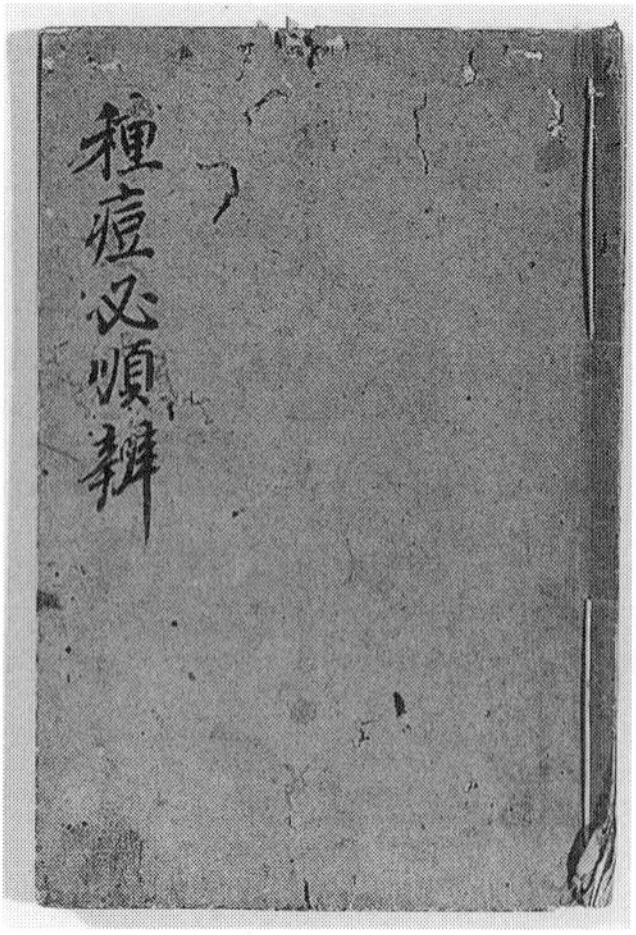

『種痘必順辨』（秋月郷土館蔵）

せず、秘伝として子孫や高弟にだけしか教えなかったためであると言われている。

　しかし春朔は自分の案出した種痘法を秘伝とせず、『種痘必順辨《しゅとうひつじゅんべん》』『種痘緊轄《しゅとうきんかつ》』『種痘證治録《しゅとうしょうちろく》』の三冊の種痘書をいち早く著した。

　日本最初の種痘書といわれる『種痘必順辨』は、種痘に成功してから三年後、寛政五（一七九三）年にまとめ、寛政七年に江戸で出版している。

　春朔はこの本の目的を次のようにしている。

「種痘については、その方法があまりにも変わっているので、でたらめな話だと怪しんで信用しない者が非常に多いことがわかった。

　以前から種痘必順の原理を漢文で書き、家に置いて子弟に示すことができるようにしていた。ただし、一般の人々でもたやすく読め、また

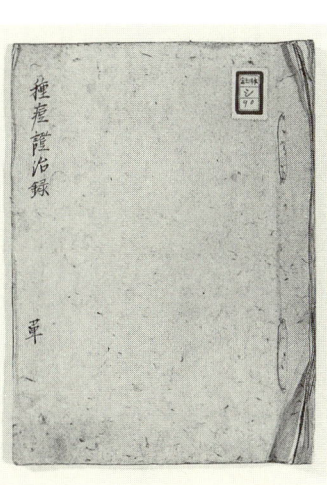

『種痘證治録』（京都大学附属図書館蔵）

その意味がわかりやすいように、漢文で書いていたものを和文に書き換えた。それはこの原理をよく理解してもらい、危険な痘のために若死にするという艱難を免れて貰いたかったからである」

『種痘緊轄』[5] は種痘の具体的なやり方や禁忌などを一般の人向けに和文で書いた書で、『種痘證治録』は医師向けで、漢文で記述している。『種痘證治録』の序文に、「今『醫宗金鑑』の中で教えている要旨を載せ、私が臨床で処置してきた症例を添えて、『種痘證治録』と名付けて、わが業を学ぼうとする医生に種痘法の治療法を残すのである」と述べている。[6] これには種痘の方法、すなわち種痘の苗の選び方、苗の蓄え方、種痘に適した季節、種痘の日、節制の必要性、禁忌、再種痘などについて記載されている。

さらに自分が『醫宗金鑑』の方法を経験した中で改良や考案したことを公にするとともに、経験に基づく種痘の副作用の症例を挙げて、その治療法を説明している。また、ここでも種痘の理論やその安全性をよく理解し、危険な天然痘のために若死にするという患難を一日も早く免れて貰いたいからであると力説している。

非常に忌み恐れられていた天然痘という病気を、軽いとはいえ発病させて免疫をつくるという、当時の人々には考えもつかないことを推し進めていくのである。信用する医者などとても最初はいなかったであろうし、中には春朔を精神異常者扱いする者もいたであろう。

以上のように、医者ばかりではなく一般の人々に種痘がどういうものか、注意を払ってやれば危険は少ないことをよく説明するために、三冊の種痘の解説書を著した。

これこそが現代の医療において大切な「インフォームド・コンセント」である。すなわち「説明と同意」を得ることを、春朔はいち早く実行していたのである。

『種痘必順辨』がいつ書かれたかについては、寛政五年と寛政七年の二説がある。私は、著作は寛政五年で、刊行が寛政七年と考える。

それは次の理由による。

『種痘必順辨』の寛政五年五月五日に書かれた揚逸雲の序文に「長崎で高木先生から『種痘必順辨』を見せて貰った」とあり、[7] 寛政六年に書かれた費宝伝の序文には「この『種痘必順辨』のことは、今まで話には聞いていたが、一度も見ることができなかった」と出ている。また渡辺養順の跋に「寛政六年の四月に、春朔から著書『種痘必順辨』をいただいて熟読した」と記している。さらに、春朔の自序は寛政五年春分日に書かれている。[8]

以上のことから春朔が『種痘必順辨』を著作したのは、寛政五年春分日であり、それを江戸で刊行したのは寛政七年で、その時に目次の「追加一条」が付け加えられたのであろう。

日本最初の種痘書『種痘必順辨』

『種痘必順辨』の自序、凡例と目次の訳文を掲載する。

『種痘必順辨』自序

痘瘡というのは、生死の関わる最も重い病である。上は王侯貴族より、下は田舎の村里の人にいたるまで、一生の間一度もかからないで済むことはできない。しかも重篤なものが多く軽症なものは少ないので、世の中では、この痘瘡のために亡くなる者がはなはだ多く嘆かわしい限りである。

清朝乾隆《けんりゅう》年間（一七三六―九五年）皇帝は、諸臣に『醫宗金鑑』を編纂するよう命じられた。その中に種痘法が載せてある。その説は迂遠のようではあるが、理に従って明らかにすれば、自然が万物を育てることに与り助ける功績がいくつもあり、幼児を慈しみ育てるということでは大きな宝ということができる。これは乾隆帝の徳化のいたすところであって、大いに後世のために益するところであった。

この書物がわが国にもたらされたのは、宝暦二（一七五二）年で、今より四十二年前である。ところが今まで誰も試用する者がいなかった。崑山の美玉も、人が捨てて顧みなければ何の輝きもないのである。私はこの勉強のために何年もひどく苦労し、先年長崎に居た時にその原理を探求した。

そして痘瘡が流行するのを待っていた。わが藩は寛政元（一七八九）年の冬、痘瘡が流行したので、初めて種痘を六、七人の児に試みた。皆打てば響くように応じ、その痘も稀少にして軽症であった。その後、寛政五年にいたるまでに、三百余家、四百人の児に種痘することができた。その中一人でも発疹がひどくて痘痕を残す患者は出ず、まことに素晴らしいことであった。

万物自然の働きがわが掌中にあると思えるなど、常識では考えられないことであった。ある医書に「聖医は未だ病まざるを治す」とあるのはこのことを言ったものであろうか。

わが国は太平の時代が久しく、百芸は日に日に精微にして、痘瘡の治療法が大成したのは実に太平の世の恵みである。

しかし、種痘については、その方法が余りにも変わっているので、怪しんで信用しない者が非常に多い。それで『種痘必順辨』を著したのだが、文字は国字を使い文辞が俗化するのも厭わなかったのは、片田舎の人でもこの原理をよく理解し、危険な痘のために若死にするという艱難を免れて貰いたかったからである。
この書物を国中への贈り物にして、世の中の子供が長生きする一助にしたいと願うものである。よってこのことを巻頭に記したのである。
寛政癸丑寛政五（一七九三）年春分日撰
筑前秋月医官済庵緒方原混郷(8)

『種痘必順辨』凡例

一、前に種痘必順の理論を論議し、それを漢文で記録し、これに長崎に滞在中に得た清人某の序文を載せ、家に蔵して子弟に示すことができるようにしていた。
今年、寛政七（一七九五）年の春、参勤交代で江戸勤めをされる主君に従って江戸に行き、その滞留中に、多くの人からその種痘術を請われた。わが国ではまだこの種痘のことがわからず、たまたま聞く人もでたらめな話だと皆が思っていると言う。どうかこの本を出版されて世人に知らせるようにしたが良くはないかと言うので、ついにその提言に従い出版することになった。しかし、漢語では一般の人にはわかりにくいと思い、国字に書き改め、片田舎の人でもたやすく読めるように、またその意味がわかりやすいようにした。

一、この書物は必ずしも医家のために書いたのではない。ただ、世人の疑問を解くことを主眼としている。だから私が前に試みたものを一、二挙げて、これにオランダ人の論、中国人の説等を併せ載せて、外国でもまた専《もっぱ》らこれを用いている事実を明らかにして、衆人にわからせる証しとするのである。

一、種痘の要旨は『醫宗金鑑』に詳しく出ているので、私のつまらぬ意見を何も述べる必要はない。しかし、わが国ではこの術を行う者はまだ稀であって、治験の証拠とするものがないので、私が長年やってみて身につけたものを記録して、この術を今から行う人の手引きとする。

一、『醫宗金鑑』に、種痘は険を去り、平を履み、危を避け、安きにつく良法なりとある。しかし、みだりに行う時は、その険悪さは測ることができないほどひどい。

その一番大事なことは、専ら前の症候を明察することである。何回も行ってみて、眼力や考えがはっきりとしていて、一つも疑うようなところがなくなって行うのでなければ、種痘する度に安全であることはできない。種痘をすることの可、不可の質を選ぶ診察、あるいは信苗を発見した経絡がどの部位であるかをよく診て、その形、色によって毒の浅深を弁知して治療を誤まらない方法、平素経験してきたところを書き著し、それに加えて、円象を設け、信苗の形色が紅黒、紫色や黒色といったようなものは、各々着色をして詳しく次編に記している。これは恐らく蛇足であって誤まりも少なくないと思うので、高明な読者はこれを明らかにしてほしい。

一　種痘法は、概ね『醫宗金鑑』に基づいている。しかし『醫宗金鑑』通りでないことがあるのは、本篇に述べている四苗の方法である。旱苗の一法だけを用うべきであるが、それは激しくてどうともならず、また施痘するのに煩わしいから、簡便な一法を作ってやってみたところ、その応じ方は大変良かった。

一　下苗の分量は、年少か年長かによる区別がある。年長者は嗜欲多情で子供と同じにはできない。まして婦女の痘ではなおさらである。月経の時期に重なるというような妨げがある。その他、痘中色々交りあった諸症については、痘科の多くの書物で治療法を参照して処療しなければならないが、種痘の一科ではよく推察し取り計らわなければいけない。

篇末に、数人の医師の姓名を挙げ付けているのは、私の法を伝えて術を行っている仲間である。この数名の手によるのでなくて、他に求めた種痘で、もしも難治の痘があっても、わが仲間の関知しないところである。

緒方春朔甫録(9)

#『種痘必順辨』目次

筑前残島ならびに唐泊浦の商船、漂流して南京に至り種痘の説を聞くこと
初めて種痘を試みるの説
追加一条
おわり[10]

『種痘必順辨』か『必須辨』か

緒方春朔の『種痘必順辨』は、日本人によるわが国最初の種痘書であり、日本医学史上貴重なものとされている。医学史の大家、富士川游博士が著書『日本醫学史』の中で、「本邦第一ノ種痘書ナリ[11]」と述べるように、これより先に日本人の手になる種痘書は見当たらない。

これほど貴重な種痘書の書名が、医学書や医史学書の中で「必順」とあるもの「必須」とあるものばらばらで、二説ある。この「必順」か「必須」かの問題をはっきりさせたいと考え、日本に現存する『種痘必順辨』を調べた。

調べ得た『種痘必順辨』は、次に挙げる五冊。

①秋月本（秋月郷土館蔵[12]）
②富士川游本　その一（京都大学附属図書館蔵）

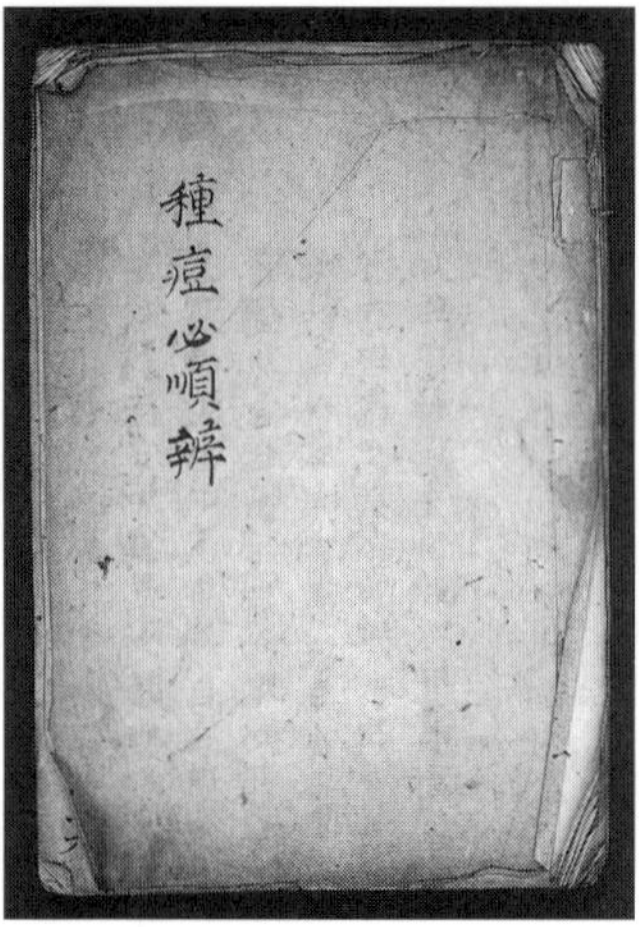

『種痘必順辨』
（平野運氏蔵）

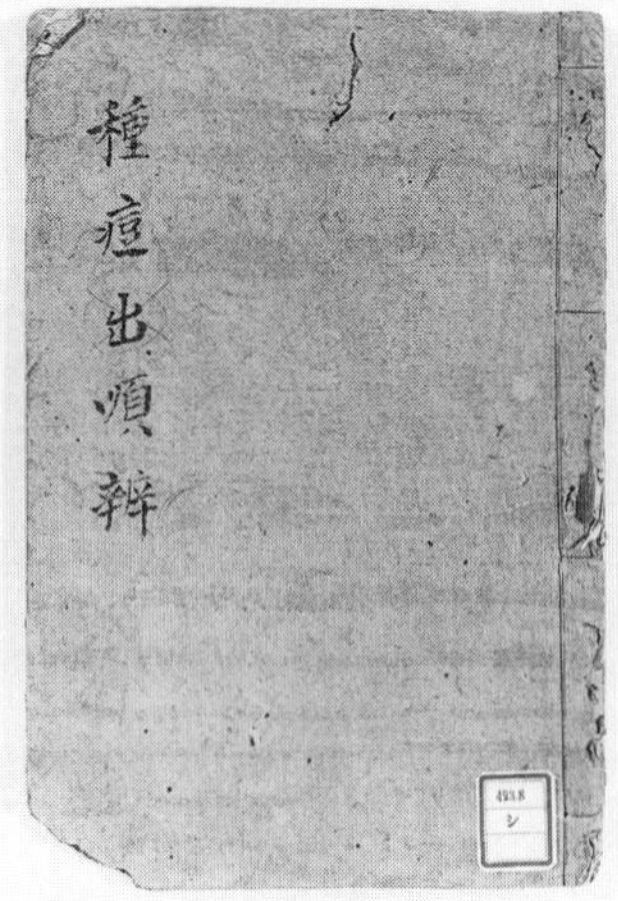

『種痘必順辨』
（内藤記念くすり博物館提供）

旧富士川游氏蔵本で、大正七（一九一八）年に京都大学医学部図書館に寄贈されたもの。「呉氏蔵書之印」が記されているので、富士川游氏の前の持ち主は医学者の呉秀三氏と考えられる。明治三十（一八九七）年、ジェンナーの功績を検証するために企画された善那氏種痘発明百年紀年会の資料展に出品されたものはこの本であろう。[13]

③富士川游本　その二（京都大学附属図書館蔵）

旧富士川游氏蔵本で昭和十五（一九四〇）年に京都大学医学部図書館に寄贈されたもの。[14]

④平野運本（久留米市善導寺町・平野運氏蔵）

現在、中冨記念くすり博物館（佐賀県鳥栖市）に寄託されている。[15]

⑤藤野恒三郎本

藤野恒三郎氏蔵本で、現在、内藤記念くすり博物館（岐阜県各務原市）に寄託されている。[16]

これら五冊について次の事項を調べた。

①筆写本か版本か
②表紙の題名
③本文の頭にある巻首の題名
④本文の最後にある巻末の題名

調査結果は表の如く、十三の該当箇所で、「順」が十二、「須」が一である。版本には「順」

「必順」「必須」の調査結果

	版本か写本か	表紙	巻首	巻末
秋月本	筆写本	必順辨	必順辨	必順辨
富士川游本その一	造化堂版	必順辨	必順辨	必順辨
富士川游本その二	筆写本	必須辨	必順辨	必順辨
平野運本	筆写本	必順辨	必順辨	欠落
藤野恒三郎本	筆写本	出順辨	必順辨	なし

とあり、「須」は写本にあるもので誤写に拠るものと思われる。

また、どのような考えで春朔が書名を付けたのかを、序文や凡例などから思案してみると「順」としか考えられない。

春朔は種痘が天然痘の予防に必須であるということを説いたのではない。種痘を信用せず恐れている人々に、種痘は安全なもので順なるもの、すなわち「必順」であることを説いて、早く信用してもらい安心して種痘を受け、子供たちが一人でも多く、天然痘で害なわれるのを防ぎたいと、この書を公にしたのである。

以上の検討から、春朔が付けたのは「必順」であることは明らかであろう。

この調査研究は平成九年十月十一日第九十八回日本医史学会総会において、「緒方春朔『種痘必順辨』の書名について」の演題で筆者ほかが発表した[17]。

医師たちに広く伝授

春朔はこの種痘法を多くの医師に教え、広く行われるように努めた。全国から六十九名の医師が習いに来ている。遠くは、江戸、京都、難波、播磨、備中、越前、伊勢、伊予、土佐、石見からであった。各藩からは、特に藩主の命を受けて二十一名の藩医が春朔の門を叩く。

緒方家の門人については、門人帳に安政四（一八五八）年までにさらに三十一名が載っている。[18]

門人帳以外に、安政六年三月付けの西郷秀徹、西郷司両名の血判による「入門誓約之事」と

緒方家門人帳に記載された国別入門者数

国	文化六年以前	文化十二年以降	国	文化六年以前	文化十二年以降	国	文化六年以前	文化十二年以降
東都	七人		京都	六人	五人	大坂	一人	一人
陸奥		一人	美濃	一人		伊勢	一人	
越前	一人		加賀		一人	播磨	二人	
備中	三人	一人	備前	一人		安芸		一人
周防		二人	丹波		一人	因幡		一人
隠岐		二人	石見	一人		土佐	四人	
伊予	一人	二人	豊前	一人	一人	豊後	二人	一人
日向	二人		筑前	一〇人	一人	筑後	七人	五人
肥前	一六人		肥後	一人	二人	薩摩		一人
対馬		一人	不明	一人	二人	計	六九人	三一人

いう誓約書が存在するので、門人は記録があるものだけで総数百二名となる。これらの門人から多くの医師が種痘法を学び、広がっていったと考えられる。

「緒方家門人帳」には、「種痘伝法之誓約」の誓約文に引き続き、門人の名前が記載されている。なお、緒方春朔は文化七（一八一〇）年正月二十一日に没したので、それ以降の分は、二代目緒方惟教および三代目緒方惟馨（後に春朔を襲名）の門人であろう。

寛政七年二月入門

播州神道郡八幡村　後藤壽軒
筑前嘉摩郡内山田村　向野梅庵
同　大力村　山崎元民
備中成葉　山崎氏侍医　渡辺養順
備中成葉　山崎氏侍医　寺田宗僊
備中成葉　山崎氏侍医　笹川周策
東都芝衛森本　服部玄通
東都芝衛森本　服部玄順
東都芝衛森本　村井東養
土州高知　山内氏侍医　野々村元卜利貞

土州高知　松平土佐守侍医　刈谷道悦
肥前唐津　水野左近将監侍医　米津玄丈
勢州水口　加藤土佐守侍医　飯塚玄岱
肥後人吉　相良壱岐守侍医　高松耕節
豊後臼杵　稲葉能登守侍医　北野梅庵
肥州五島　五嶋近江守侍医　大質宗哲
石州津和野　亀井隠岐守侍医　松尾栄菴
東都本芝街　中山三達
東都采女原　小川祐斎

寛政八年二月入門

五嶋　近江守侍医　西川俊良玄仙
同　大賀宗倫
但馬　仙石越前守侍医　藤崎宗本
崎陽　西原道寧

寛政九年春入門

江戸　芥川玄悦
日州財辺　秋月山城守侍医　萩原立章
日州延岡　内藤能登守侍医　佐々源兵衛

越前東鯖江　間部若狭守侍医　大室良伯
京師　白水田亮
浪華　小夽休吾
京師　雨森良寂
予州丸亀　京極壱岐守侍医　塩瀬元補
筑後八院郷　江本敬朔
豊州添田　後藤文記孝経
筑後三潴郡江上郷　中村養元
肥州田代　平川元龍
同所　高尾東陽
同所　田城春水
秋月　三方万佀
肥前田代駅　門司元格
右同所　緒方宇宙
肥前瓜生野　原　泰民
肥前大村　大村信濃守侍医　今村窠倫

同　長与俊民
同　針尾石菴
同　稲吉正立
豊後日田　足立文哉
筑前福岡　尾上春菴

寛政十一年入門

筑前福岡　山□（不明）普山
同　山崎文亮
筑前秋月　三坂昌林寛
柳河　宝珠山玄琢景春
同　南部養山行徳
肥前田代　古賀圭山尚英

寛政十二年入門

筑後榎津　中田彜仲知養
筑前長尾　加藤元脩
筑前天道　倉垣祐斎
筑前福岡　伊藤謙貞洵直

享和二年春二月十二日入門

筑後　中垣淳庵

筑後　平野渕菴

濃州大垣　神郷数馬俊完

同年九月二十八日入門　京師　大河内主膳義孝

享和三年正月入門　備前御野郡福島村　平井元庵子

享和三年正月十二日入門　竝河直輔平方俶

土佐高知　宮地泰仲

享和三年二月二日入門　但馬香住村京今川通千本西入丁　渕田春悦

京師　江上立成

京都寺町今出川上ル五町目　森遜亭時言

享和三年二月八日入門　播州姫路在蒲田村　本庄元寿高寛

文化六年十一月六日入門　土州高知細工町　池上誠道則治

文化十二年八月十九日入門　南部盛岡家中　藍田三碩景錫

文政四年二月九日入門　戸沢寛二光永

文政五年正月十四日入門　松平隠岐守内　滝菘園陳平

同年二月十九日入門　同藩中　寺沢良碩世幹

文政八年三月入門　肥州天草郡大浦村組眼科　後藤桂寿光永

天保三年二月二十一日入門　対州府中　扇太兵衛定湲
天保四年春入門　南筑上妻郡山内村　蒲池純益
同年晩秋入門　同国同郡黒木町　小島省己
天保六年仲春入門　長崎唐館定出入医　宮崎春斎
後改塚本春甫住居子　榎津町
同年晩春入門　赤間関赤間町　柳宗仙
天保九年四月八日入門　平安痘疹科　佐井有吉有則
天保十一年春入門　防州岩国医員　飯田三省
同年冬入門　京師武者小路室町東入　斉藤栄元
利義
豊後佐伯藩　今泉元逸統
因幡鳥取藩　村上松哲寛
天保十二年四月入門　北筑二日市　村山健亮
同年十一月入門　豊前上毛郡　増田逸鵬恵之
天保十三年入門　筑後小郡町　田中元瑞
弘化五年晩春入門　予州吉田藩　菊池良斎和民

嘉永二年正月入門	芸州侍医	小川元調
嘉永二年二月入門	薩州医	郡山泰蔵良庸
嘉永二年三月入門	加賀宰相侍医	中邑文安
	肥後飽田郡	浅山文貞
嘉永二年八月入門	丹波何鹿郡志賀町	山田元庭当碩
嘉永二年十一月入門	備中賀陽郡八田部	藤島宜朴
	高槻医員平安住居	雨森厚造
	平安医生	桐山元中和義
	京都室町四条下がる処	武川幸哲
嘉永三年二月入門	予州吉田藩	山崎賢造[11]
安政四年二月入門		渡辺道碩

寛政六（一七九四）年、藩主黒田長舒侯の供をして江戸に行った春朔は、滞留している間、種痘術を請う者が多かったので痘痂を探し求めて種痘をしている。その時の概略を『種痘必順辨』にこう書き残している。

「三田町阿波侯の邸中で五児、この痘痂でまた数か所に施したが、それは麻布某侯の小女、諸家の邸では、久留米侯の家臣松岡某の一児、同斉藤某の一児、館林侯の邸中の松下某の一児、青山侯の臣小島某の一児、山崎侯の臣丸橋某の一児、その他市中においては、芝、赤羽、麻布、白金いさらご台、古川町、築羽町、竹川町、鍋町、築地八丁堀、神田紀伊国坂下等の所々で五十余児である。また五島侯の藩邸の諸士は大夫貞方氏の長子、そのほか糸柳氏、内野某以下先鋒の諸士等まですべて六名、皆年長の痘であって、三月一日同時に下苗し、十五日後皆順痘で終わった[19]」

春朔の門弟97人の出身地（住所不詳3名）

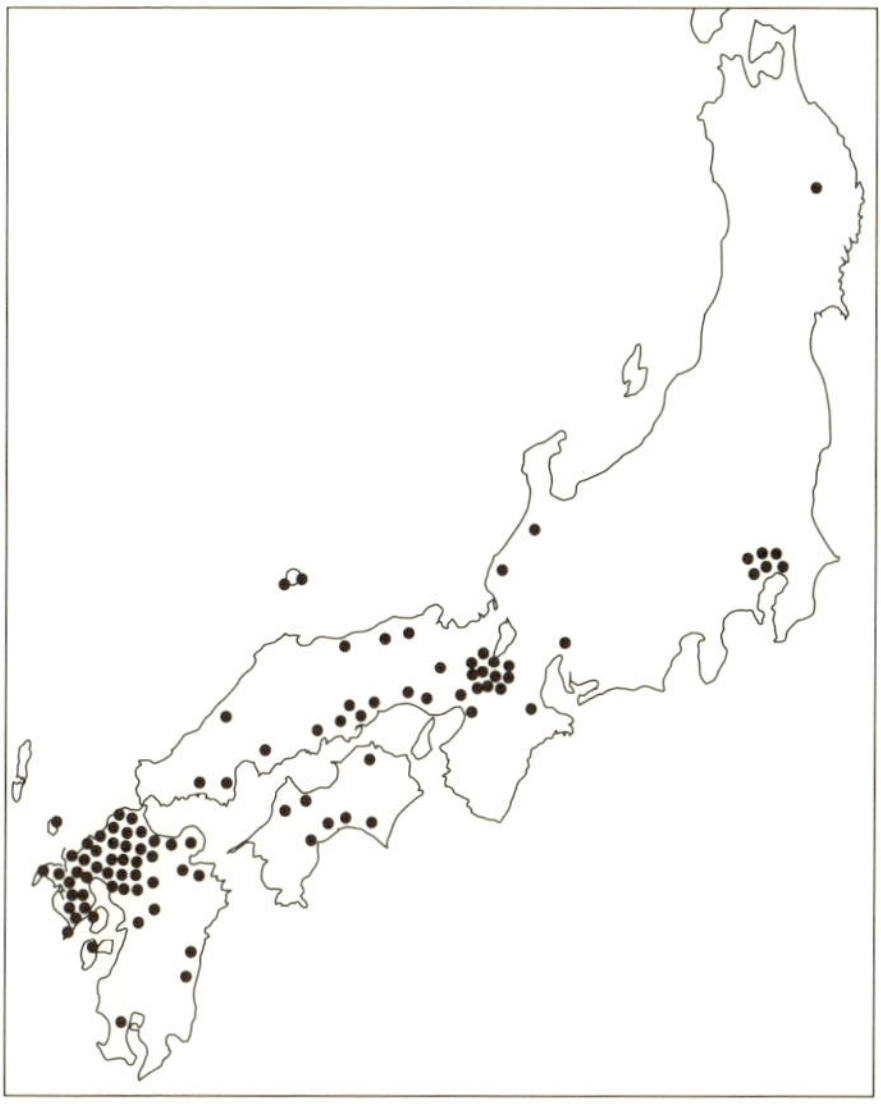

また、江戸詰めのある日、藩主黒田長舒侯は春朔に次のように言われた。

「臼杵、相良、山内、津和野の諸侯は、お前がしている種痘術に深く感じ、各々の侍医に習わせようと懇願された。しかし、お前が教えてくれないのではないかと心配している」

春朔は、「この術はもともと私の秘法ではありません。『醫宗金鑑』に出ていることで、広く民を救う公のものであります。どうして私のものとすることがありましょうか。今諸藩の侍医が皆これを伝えて、世に行えるようになったならば、天下は危険な天然痘から免れる者が多くなりましょう。私の幸いこれに過ぎるものはありません（此術 原《モトモト》 私家ノ秘ニ非ス金鑑医通等ノ書ニ著シテ広ク衆ヲ済《スク》フノ公《オオヤケ》也何ゾ之《コレ》ヲ私ニスルノ儀アランヤ今各藩ノ諸医皆是ヲ伝ヘテ世ニ行《オコナワ》ルニ至ラハ天下危痘ヲ免《マヌ》カルル者モ亦スクナカラズ然レハ則臣ガ 幸《サイワイ》 是ヨリ甚コト有ン哉）」とお答えした。

「主君は、私が答えたことを諸侯にお伝えになった。よって、諸藩の侍医は、毎日わが藩邸の宿舎に参会し、その種痘について方術を論議した」と記している[20]。

江戸詰めの間にも春朔は、諸藩の侍医に進んで種痘法を伝授したことがわかる。

また、種痘法の出典をも明らかにしている。この時代の慣習として出典を明らかにせず、神格化して秘伝とすることが一般には多かったにもかかわらず、はっきりと出典を明らかにし、いいかげんなものではないことを世間の人々に知らせた。

洋風画家・司馬江漢《しばこうかん》（一七四七－一八一八年）は、江戸で春朔の種痘のことを聞いて、それを試し、文化十（一八一三）年に『種痘傳法』を刊行している。その中に次のように書いている。

「種痘は天然痘を軽くさせる方法である。医者はこれがよい方法であることを知っているが、収入にならないので、無理に勧めない。侍医も万一の失敗を恐れて主人に接種しない。一般の人は、わざわざ病気に罹《かか》るようなものだと一日延ばしにする。おろかなことである。私はこの方法を学んで一人の孫に接種した。一週間ほど後に熱が出て、顔に三、四個の発疹が出て、寝付くこともなく遊んでいるうちに元気になった。緒方氏は六百人に接種して一人の失敗もないという。効果を疑ってはならない[21]」

安全、公平な医療のために

門人に誓約書

春朔が正確で危険のない、安全な医療に努めるとともに、人に平等な医療を行ったことは、彼が入門者に誓わせた「種痘伝法之誓約」を見ればわかる。種痘が正確、安全に行われるように、春朔の種痘法をよく守り、接種前によく診察を行い、禁忌をよく守り、細心の注意を以て施すことを強調し、また、貴賤に関わらず人間平等に種痘をしてやらなければならないと、医のモラルを誓わせている。

生命を脅かすいろいろな重篤な感染症がある中で、医師の中には、春朔の時代に限らず、現代でも自分が感染するのを嫌がって、このような感染症の患者に侵襲的な処置をためらう人がいる。

しかし、現代の医の倫理綱領は、すべての患者を平等に扱うという医師の義務に関して感染症患者の例外を認めない。

「世界医師会ジュネーブ宣言」には、「私は、私の医師としての職責と患者との間に、年齢、疾病もしくは障害、信条、民族的起源、ジェンダー、国籍、人種、性的志向、あるいは社会的地位といった事情が介在することを容認しない」と誓わせている。

エイズ患者の治療における医師の職務責任に関するWMA声明は、次のように述べている。「エイズ患者は、思いやりと人間の尊重に対する敬意のある、十分な医療を受ける権利がある。患者の症状が現時点での医師の能力の範囲内にある場合、倫理的に見て、医師は、単に患者が血清陽性であることを理由に、その患者の治療を拒否してはならない。医の倫理は、患者が陽性であるという事実のみに基づく絶対的差別を容認しない。

エイズ患者には、思いやりのある適切な接し方が必要である。エイズ患者が求めるケアとサービスを提供することができない医師は、そのようなサービスを提供できる医師や施設を紹介し、その紹介がすむまでは、医師は誠心誠意、患者ケアに従事しなければならない[22]」

「種痘伝法之誓約」と「入門誓約之事」

伝授に際して厳正に誓約させた「種痘伝法之誓約」の原文とその訳文（松岡彊訳）を並べて

掲載する。

種痘伝法之誓約

緒方春朔識

一、種痘之一法本出于医宗金鑑　固雖非我家秘然施其種法有術矣　不得術則反招禍害　得術則不旬日而忽使人稀痘上寿域実千百人中一無険危之患也然而望問之　間能不審可種与否　妄施其法則険悪不可計　或至害人　有一於此則何異以刀刺人哉　医之罪大矣　故下苗前　先詳察其児稟受　厚簿与気血虚実　一無所心疑而後可種之

一、凡種痘下苗　未発痘前　先有発信苗者　看其形色　候其毒之浅深預可為之　処治不可忽諸

一、凡軽浅之徒　誇種痘之奇不顧可種与不可種　妄意為之　或私心図財　不守法度　或衒富家棄貧賤　眩高貴　而忽禁忌如此　此数者予可不与也　諸子思之

一、寛政巳元年酉歳　予始試用此法　爾来施種痘之児　概以千数　皆明鬆光潤　全身僅不過四五十顆　込論乾枯稠密不害人也　従来門下之徒　妄意施此法　若発険危難治之痘有至損命者　則医之罪　而非法之罪也　故作之者戦々兢々　千慮万計得心而後始可施其法爾　縦雖其子弟非其器材　或若浮虚軽薄之徒　杜絶不可授与　是吾非吝其法　若一児見損　則種痘之法終至廃絶焉　当其之時　噬臍不可及　故予婆心　丁嚀深切　妄不欲伝

其種法也　今諸子予為懇請其術　故記此数言　以述其梗概　而堅誓盟爾云

右条目若於食言背法者

皇天上帝　日月星辰　総日本国中大小神祇照覧甚明　冥罰当立地蒙者也　誠惶頓首謹言[23]

種痘伝法之誓約

松岡彊訳

一、種痘法は既に『医宗金鑑』に出ていて、もとよりわが家の秘法というのではない。しかし、その種痘を施すには、わが案出した処置法がある。その処置の仕方が適正でないと却って禍害を招く。適正に処置すれば十日たたないで、人を痘病にかかることなくして長生きさせるのである。実に千人中一人も危険な状態に陥らせたことがない。しかし、望問（患者の顔色を見、その病状を問う）の折に、その接種すべきか否かをよく診察せず、みだりにその法を行うならば、その険悪さは測り知れないし、あるいは人を害うことになる。ここに一人でも害うことがあれば、刀で人を刺殺するのと違いがない。医者の罪は大である。ゆえに下苗前まず詳しくその児の生まれつきの体質の強弱や元気があるかないかを診察して、一つも心に疑うところがなくて後接種すべきである。

一、種痘は下苗し、痘が出る前に信苗を出すことがあるから、その形や色、その毒の浅深の程度を診て、あらかじめ手当をすべきである。処置はいいかげんにしてはならない。

一、軽薄の輩は、種痘の奇法を誇り、種痘をしていいか、悪いかを考えずして、むやみに施す。あるいは私心を募らせて、利を得ようとして処方の規則を守らず、あるいは財産ある人には術を誇り施し、貧賤の者には治療してやろうとせず、高官、貴人にはおもねって、禁忌をおろそかにする。こういうことであれば、このような徒輩は私は仲間とはしない。皆さんはよくよく考えなさい。

一、寛政元（一七八九）年、私は初めてこの法を試用した。その後種痘を施した児はおおむね千を数える。皆その痘の発疹は光沢があり、全身僅かに四、五十顆に過ぎない。もちろん発疹の乾き枯れた痕跡が、多くひどく残って、その児を害するようなことはなかった。門下の者がみだりにこの法を施して、もし険危難治の痘病にかからせ、命を落としたりする者があれば、それは医者の過失であって、種痘法に欠陥があるのではない。ゆえに種痘を施そうとする者は、細心にして、よくよく熟慮して、得心がいってから初めて種痘を施すべきである。

たとい己れの子弟であっても、その器でない者、あるいは浮虚軽薄の輩には、門を閉ざしても伝授するわけにはいかない。これは、私がその法を授けるのを出し惜しむのではなく、もし仮に一児でも害ったならば、種痘の法がついに廃絶することになろう。その時になって、いくら後悔してもなんともならないからである。ゆえに私は、老婆心から丁寧親切に教えはするが、みだりにその種痘法を伝授しようとは思わないのである。

今、皆さんがこの種痘法を懇請するから、これらの言葉を書き記して、その梗概を述べたのである。誓盟してかく言う次第である。

右の条目は、もし食言し、違背した者は、皇天上帝、日月星辰、すべての日本国中の大小神祇がよく照覧され、その冥罰を立ちどころに蒙むることになろう。誠惶頓首して謹んで申し上げる。(24)

なお、入門に関するもので「入門誓約之事」という文書が残る。

これは西郷秀徹、西郷司の両人が、緒方春朔維馨（二代目春朔）に宛てて差し出したもので、氏名の下には血判があり、日付は安政六（一八五九）年中三月吉辰となっている。用紙の裏面は護符となっており、厳粛な気持ちで誓約されたことがわかる。次にその全文を掲げる。

入門誓約之事

一　吾門治痘之術ハ、東都医官痘疹科池田家之秘法也。仮令父子兄弟ト雖モ、其ノ器ニ非ザレバ入門ヲ許サザル事

一　入門之輩、血誓之後、必ズ伝書謄写ヲ許シ、口訣ヲ授クベキ事

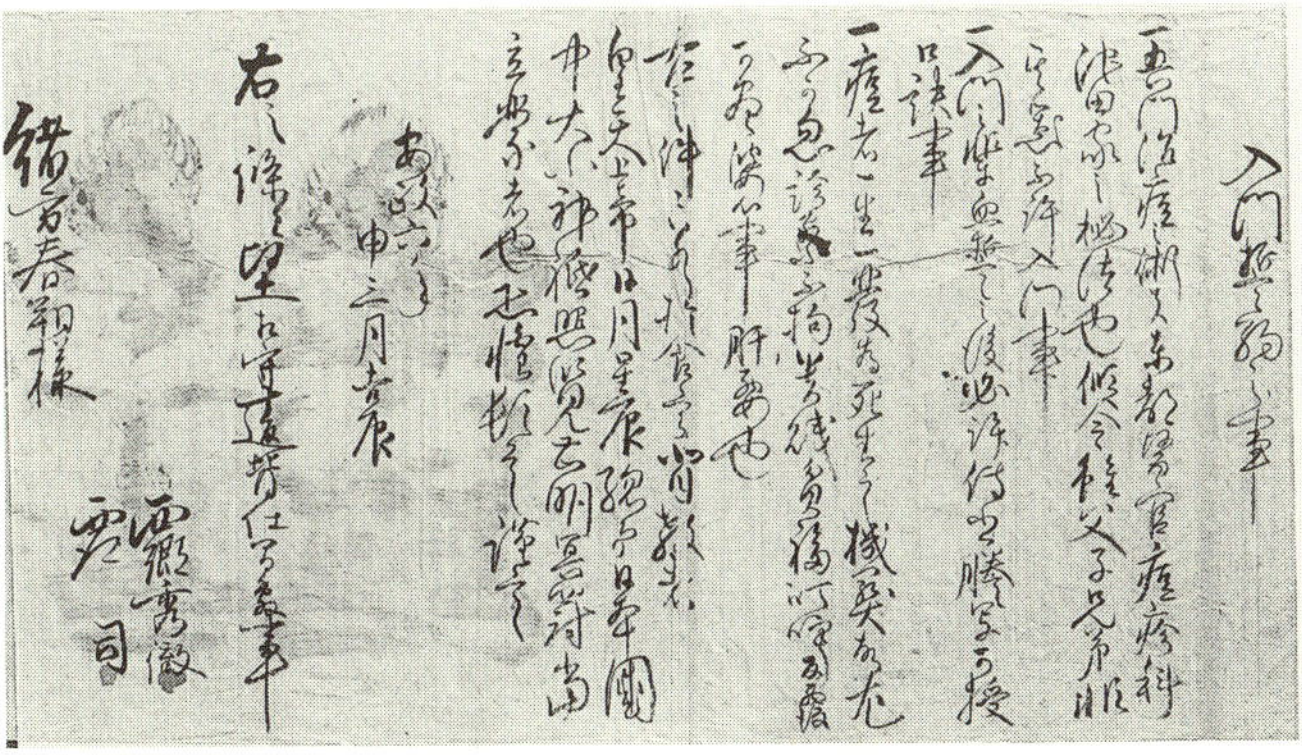

入門誓約之事（三浦良一氏蔵）

一　痘ハ一生一発、死生之機関為ル故、尤モ忽セニスベカラズ。診察貴賤貧福ニ拘ワラズ、叮嚀反覆婆心ヲ尽スベキ事

右之件々若シ食言背教スルニ於テハ、皇天上帝、日月星辰、総而日本国中大小神祇、照覧甚ダ明ラカニ冥罰当ニ立ニ蒙ル者也。恐惶頓首謹言

安政六年申三月吉辰

右之条々堅ク相守リ、違背仕リ間敷事

西郷秀徹血判

西郷　司血判

緒方春朔様[25]

このように、入門に際して、安全で正確な医術を、そして貴賤貧福に関わらず公平な医術を心掛けるように、厳正に厳粛に誓約させていることがわかる。さらに、これを見ると種痘法の伝授だけではなく、治痘すなわち天然痘の治

療術をも教授していたことがわかる。

信頼される種痘医の紹介

また種痘が正確に安全に施されるように、『種痘必順辨』の巻末に二十八名の種痘医名を掲載し紹介している。[26] これらの医師は、春朔が伝えた種痘を行う仲間であると紹介し、これらの手ではなく、他に求めた種痘でもしも難治になっても、われわれは関知しないと明記する。

種痘医列名

土州侍医	刈谷道悦	同所侍医	寺田宗仙
豊後臼杵侍医	北野梅菴	石州津和野侍医	松尾栄菴
肥前唐津侍医	米津玄丈	五島侍医	西川玄仙
江戸西窪住	藤崎宗本	土州侍医	堀場令仙
備中成葉侍医	渡辺養順	同所侍医	笹川周策
肥後人吉侍医	高松耕節	勢州水口侍医	飯塚玄岱
五島侍医江戸住	大賀宗哲	同藩侍医	大賀宗倫
江戸芝住	服部玄通	江戸芝住	服部玄順

江戸西窪住　村井東養
肥前今町　平川玄龍
肥前養父郡飯田　高尾東陽
江戸　小川祐軒
肥前瓜生野駅　原　泰民
江戸赤坂住　生ヒ堂

江戸芝住　中山三達
肥前養父郡　田城春水
肥前長崎島原町　高　木　某
播洲神道郡　後藤壽軒
筑前二日市　村山養性
肥前長崎　西原道寧

〔引用・参考文献〕

（1）森慶三、市原硬、竹林弘編集『医聖 華岡青洲』四二頁、医聖華岡青洲先生顕彰会、一九六四年
（2）小川鼎三『医学の歴史』一五三頁、中央公論社、一九六四年
（3）前掲文献（1）一六三－一六四頁
（4）前掲文献（2）一五三頁
（5）緒方春朔『種痘緊轄』秋月郷土館蔵、一七九六年
（6）緒方春朔『種痘證治録』京都大学附属図書館蔵、一七九六年
（7）緒方春朔『種痘必順辨』序文、造化堂、京都大学附属図書館蔵、一七九三年
（8）前掲文献（7）自序一－三丁、造化堂、京都大学附属図書館蔵、一七九三年
（9）前掲文献（7）凡例一－二丁
（10）前掲文献（7）目次三丁

(11) 富士川游『日本醫学史』四七九頁、日新書院、一九四一年
(12) 緒方春朔『種痘必順辨』秋月郷土館蔵、一七九三年
(13) 緒方春朔『種痘必順辨』造化堂（京都大学附属図書館蔵）、一七九三年
(14) 緒方春朔『種痘必順辨』京都大学附属図書館蔵、一七九三年
(15) 緒方春朔『種痘必順辨』中冨記念くすり博物館寄託、一七九三年
(16) 緒方春朔『種痘必順辨』内藤記念くすり博物館寄託、一七九三年
(17) 富田英壽、熊本熙史、手島仁、久賀興亜、田中泰博、久賀征哉、武井一剛「緒方春朔『種痘必順辨』の書名について」『日本医史学雑誌』第四三巻第三号、一六四―一六五頁、一九九七年
(18)「緒方家門人帳」三浦末雄氏筆写資料
(19) 前掲文献（7）二〇―二一丁
(20) 前掲文献（7）二一丁
(21) 小田泰子『種痘法に見る医の倫理』一四一―一四二頁、東北大学出版会、一九九九年
(22) 樋口範雄訳『WMA倫理マニュアル』三〇―三三頁、日本医師会、二〇〇七年
(23)『種痘伝方之誓約』三浦良一氏所蔵資料
(24) 松岡彊訳「緒方春朔『種痘證治録』」甘木朝倉医師会雑誌「医艸」第四号、五八―六六頁、一九九三年
(25)『入門誓約之事』三浦良一氏所蔵資料
(26) 前掲文献（7）巻末

顕彰の軌跡

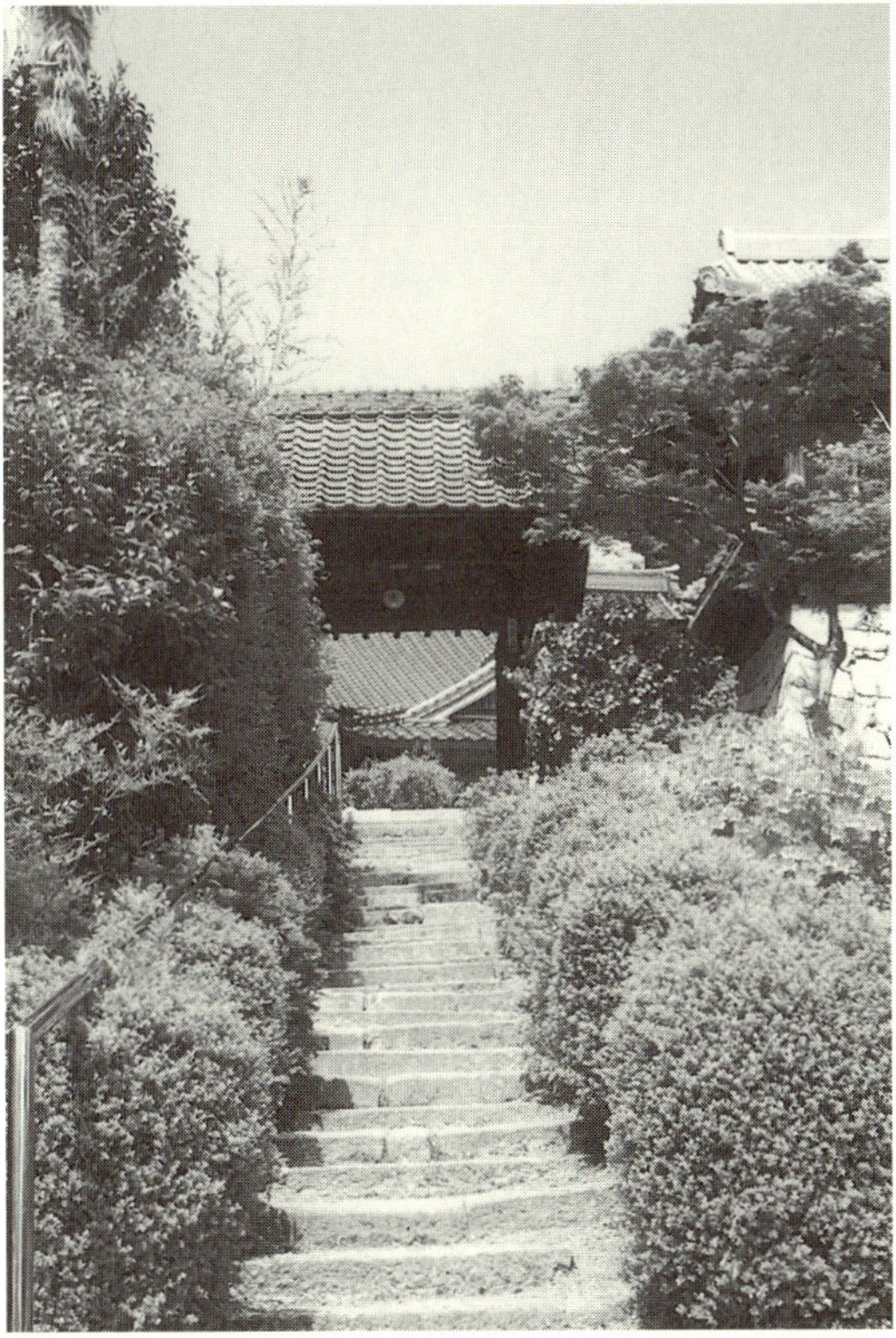

緒方春朔の墓がある長生寺（朝倉市秋月野鳥）

秋月長生寺に葬られる

多くの人の命を救ってきた緒方春朔も遂に病に倒れ、文化七（一八一〇）年正月二十一日に逝去した。行年六十三歳。諡《いみな》を洞雲軒八束禅医という。福岡県朝倉市秋月野鳥の医王山 長生寺《ちょうしょうじ》（曹洞宗）に葬られている。[1]

長生寺は慶長五（一六〇〇）年、久天全良和尚の開山。当時の豪商、興膳善入《こうぜんぜんにゅう》が八十五歳の記念に建てて長生寺と名付け、百二十四歳まで長生きしたとして有名である。山門から入って右奥の緒方家代々の墓に春朔は埋葬されている。この寺には興膳善入や秋月の乱の指導者宮崎車之助三兄弟の墓もある。

緒方春朔顕彰碑を秋月城趾に

昭和二年（一九二七）五月に、朝倉郡医師会（現・朝倉医師会）が春朔の偉業を称えて顕彰碑を建立した。秋月城趾黒門から入った所にある秋月黒田藩の祖、黒田長興《ながおき》を祀る垂裕《すいよう》神社参道そばにある。石の玉垣をめぐらし、前には石燈籠二基を供え、大きな自然石で造られた。碑

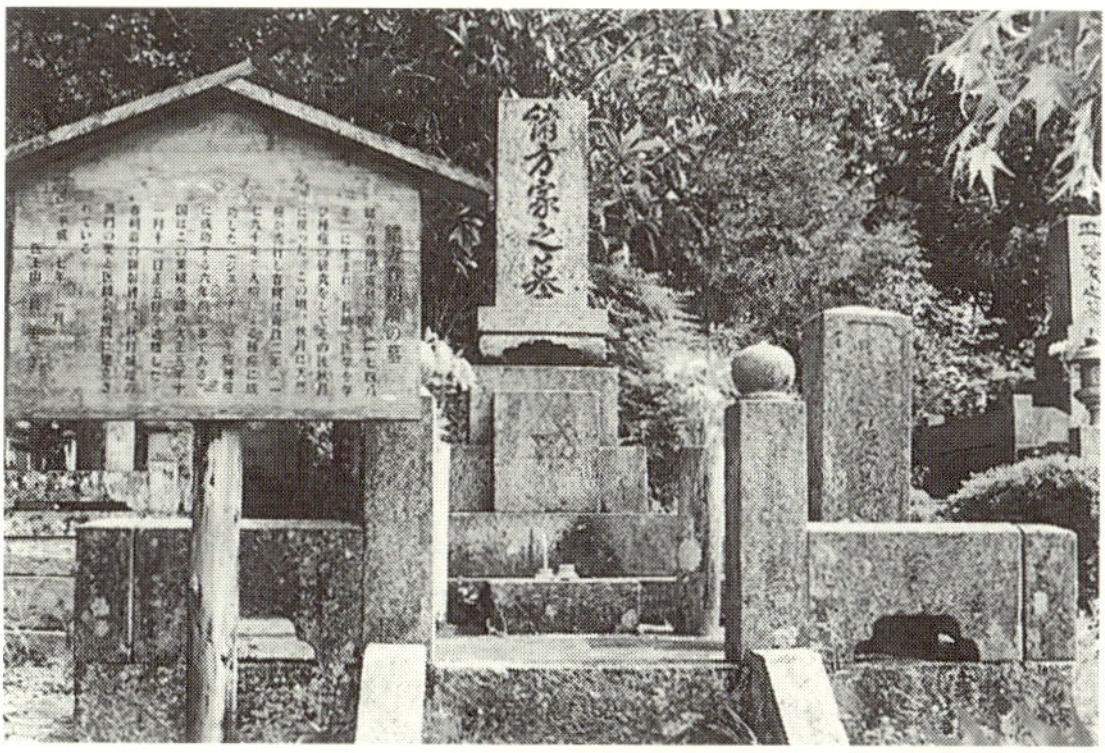

長生寺にある
緒方春朔の墓
(朝倉市秋月
野鳥)

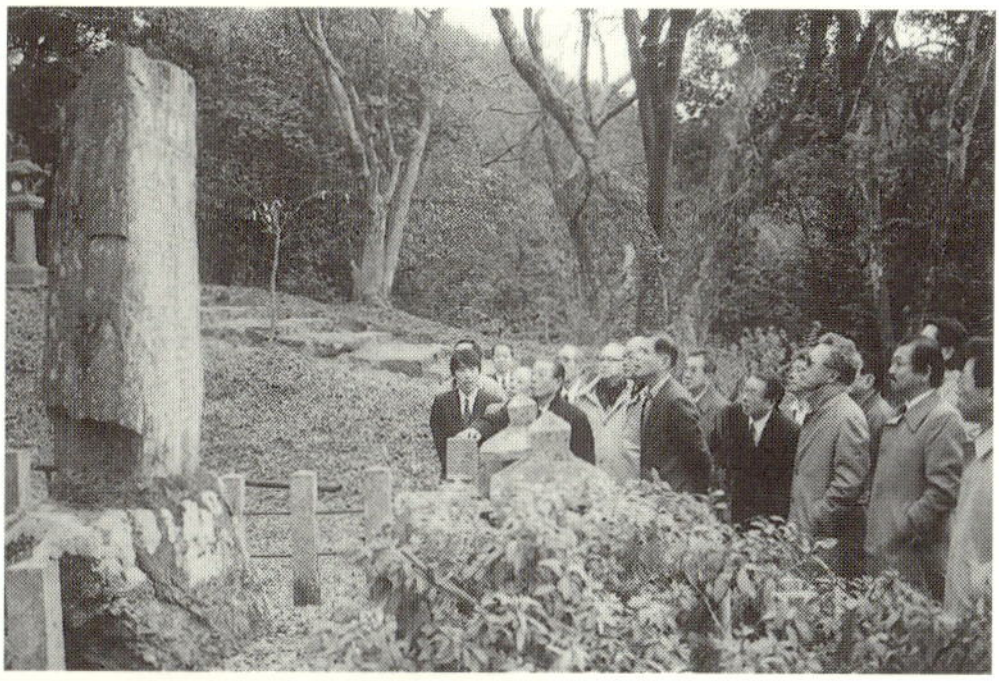

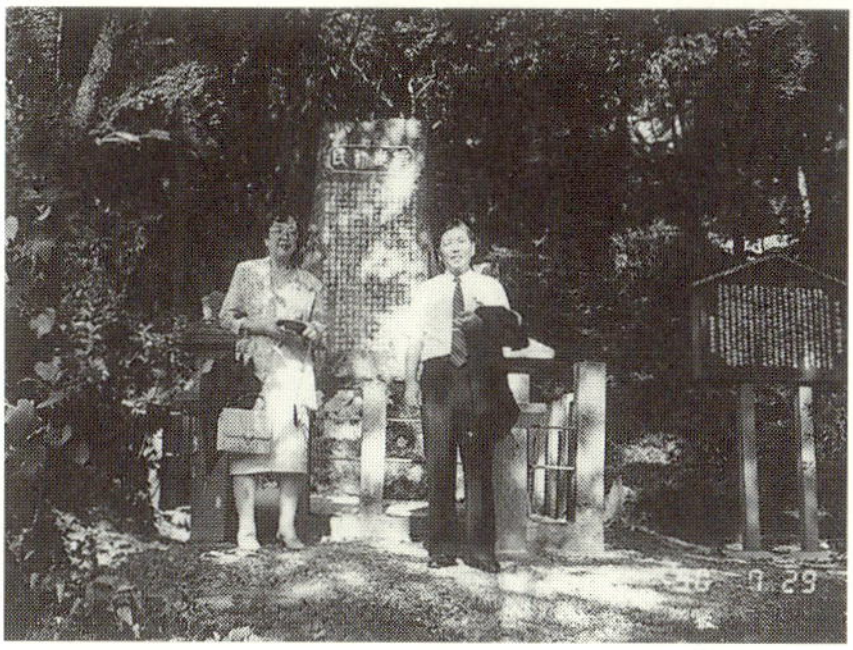

緒方春朔種痘法成功200年記念の際，顕彰碑を参観する朝倉医師会会員たち（上）と，秋月城趾にある顕彰碑の前で酒井シヅ順天堂大学教授（左）と著者(平成２年)

面上部には旧藩主黒田長敬の篆額「済世利民《さいせいりみん》」の大書。済世救民《さいせいきゅうみん》とよく言うが、ここには「利民」とある。

碑文は秋月出身の台湾民政長官、鳥取県知事、北野天満宮宮司、下加茂神社宮司などの任にあった山田新一郎氏撰。

碑文次の如し。

贈正五位緒方春朔碑

先生諱惟章通称春朔、號濟庵又洞雲軒、寛延元年生於久留米、瓦林長當第二子也、幼而好學、嶄然見頭角、同藩醫緒方惟臣養爲嗣、乃修醫學、天明年間以父祖之地、來往於秋月、藩主黒田公長舒愛其器、擢而列藩醫焉、先生夙憂痘瘡難治、検覈種痘法、有所自得、郷人某等深信其爲救世之術、強請試於其児、因而施之頗有験、遠近來乞治者充門、先生之喜可知也、寛政二年痘疫甚熾、其効益顯、名聲馳四方、江都祇役之途、駅亭乞治者不絶、其在江都也、各藩主聞令名、使醫官就學焉登門者数百人、於是種痘之法普于天下、實本邦種痘之始祖、先生常誡弟子曰、妄施其方則危険、能察強弱、且深盡診脈而始可施也、若夫鹵莽輕施其方則危険不可言、何異以刀刺人乎、而種痘之法亦終廃耳、其細心不苟可察也、先生又通天文地理、渉獵泰西之學、著地球説略、嘗督工製天地両球、献藩主、文化七年没年六

十三、葬秋月長生寺、子孫克紹箕裘矣、大正五年特贈正五位以録其功、蓋可謂先生餘榮也。

正四位勲三等　山田新一郎撰[2]

浅野陽吉『種痘の祖贈正五位　緒方春朔』

久留米の郷土史家浅野陽吉が『種痘の祖贈正五位　緒方春朔』を昭和十（一九三五）年に上梓している。これは単独の伝記著作の最初のものと思われる。

著者は本誌を書く動機について次のように記している。

「昭和十年一月二十八日の福岡日日新聞紙に拠れば、予《かね》て大日本衛生学会に依って作られて居る英人エドワード・ジェンナーの銅像が、其の百十三年忌の今年には、皇都東京に建つさうである。ジェンナーは種痘の始祖として世界的に知られて居る人である。斯の人の銅像が、我等日本人の眼前に建てられんとする今日を機会として、私は我等の種痘の祖緒方春朔の小伝を世に公にしたいと思ふ[3]」

浅野陽吉『種痘の祖贈正五位緒方春朔』

緒方春朔先生百五十年祭

甘木朝倉医師会は昭和三十四（一九五九）年一月二十一日、甘木朝倉医師会結成五十年、新生医師会発足十年式典を挙行するに当たり、郷土の先輩緒方春朔先生の没後百五十年祭を催した。縁故の二日市杉純一郎博士のほか、郷土の名士と医師会員多数の参加を得て盛大であった。

当日の熊本正熙医師会長の式辞を掲載して百五十年祭を偲んでみる。

「　式辞

本日茲《ここ》に本医師会旧制五十周年、新制十周年式典に兼ねて、吾国種痘の始祖と仰がるる郷土の先輩碩学緒方春朔先生百五十年祭を挙行するに当たり、一言式辞を申述ぶる機会を得ましたる事は私にとりて終生忘れ得ざる感銘であります。

所謂仁術と称せられたる昔日の医術が、自由業として明治以後の華やかなりし時代を閲して、社会保障下の公共性豊かな現在の統制医学に至るまで、一転又二転して辿り来ったその足跡を顧みるとき、明暗苦楽相交わり、悲喜哀歓相錯綜して、感慨又無量なるものを禁じ得ませんが、其間常に一貫して流るるものは、厳として犯すべからざる人間性と、温いヒューマニズム精神であリましょう。

戦前五十年間の旧制医学は、戦後十年間の新制医学により、殆ど徹底的に改変されてしまったのでありますが、その技術と施設が如何に急激なる変貌を遂げたとしても、生命第一主義の人類愛精神は、やはり今も尚天日の如く燦として輝けることは、医学医術の本来の使命と目的が、万古不易《ばんこふえき》の鉄則として明示されていることを物語っています。

然るに私共は近代社会の唯物性と複雑性に眩惑され、ややもすればその天職たる貴き使命を忘却し、徒《いたず》らに目前の利害にとらわれ、一般の生業と何等選ぶなき挙措と心情に堕せんとする傾きあることは、不覚と言うもおろかにして、由々しき戒心事と申さねばなりません。

この時にあたり、一身の栄辱得失を超越し、人心尚未開にして非民主的なりし百五十年の昔にあり、身を以て真の医学者たるものの行くべき道を実践し、遺訓を後世に垂れられたる郷土秋月の医聖緒方春朔翁の遺徳を顕彰し、茲に本会々誌と共に、その小伝を頒ちて先生の鴻業《こうぎょう》の一端を偲び得ますることは、私共後輩医人にとりて、身の引きしまる思いが致すのでありますと共に、大いなる誇りと喜びを禁じ得ないものがあります。

更に喜ばしきことは、本会の歴史を繙くとき、未だ曽て会員間の相互不和、学閥抗争等の事実を見出し得ざるのみならず、会員数は年々増加の一途を辿りつつ、長幼の序は厳として保たれ、長老と雖《いえど》も奢《おご》らず、少壮亦血気にのみはやらず、常に和気藹々の中に、一致団結の実を挙げていることでありまして、之歴代会長の人柄と、本会伝統の然らしむる所とは言え、全会員諸賢の良識と善意に対し、深く敬意と感謝を表するものであります。

さり乍《なが》ら沈黙ばかりが能でないことは勿論でありまして、言うべきは言う、述ぶるべきことは述べてこそ、会員相互の意志疏通と、会務の前進が約束づけられるものと言うべきであります。

本日配布しましたる当医師会誌の末尾に近づくほど、明らかに現れている如く、吾国医界の前途の不安なる暗雲は、払えども払えども、低迷強襲を続ているのであります。この空前の危機に立たされたる私共の責務は、真に重且大であります。

神聖なる日本の医学を守り福祉国家のあるべき姿を顕現するには吾等如何にあるべきか、大衆と共に行く地域社会活動は如何にすべきか賢明なる会員諸君は必ずこの問に充分答えて戴けるものと信じています。

今日この催しが、会員各位の過去への反省と、将来への決意の為に、よき機会たらんことを心から祈念して止みません、聊《いささ》か蕪辞《ぶじ》を連ねて式辞にかえます。

昭和三十四年一月二十一日　　甘木朝倉医師会長　熊本正熙」(4)

熊本正熙『吾が国の種痘と緒方春朔』

緒方春朔の郷土秋月は朝倉医師会のテリトリーである。その医師会の熊本正熙元会長が、郷土の先覚者緒方春朔の功績を人々に広く認識してもらい、偉業を顕彰するため『吾が国の種痘と緒方春朔』を上梓した。

「はじめに」に、著した意図を次のように述べている。

「種痘法はそもそも中近東及東洋に始まり、次いで欧州に伝わりたるもので、この頃の種痘は勿論人痘法であった。

人痘による種痘法は、技術極めて複雑多岐且デリケートなるものである。且又副作用の現われるもの多く、従ってその普及は遅々として進まず、十九世紀に至って、牛痘法の発明により急速なる発展をもたらし、今日の盛況を見るに至った。

牛痘法による追試者や実験者は、踵《きびす》を接して全国に輩出し、その成績の記録も、之を求むるに必ずしも困難でないが、人痘法による開拓史は、その研究も実例も、寥々《りょうりょう》たるものである。

吾国では所謂「ゼンナー」による牛痘法の追試や成功例をあげて、自ら種痘の始祖と名乗るものが幾人も現われて来たのであるが、種痘の原法と称すべきものは、牛痘法でなくそれ以前の人痘法であり、吾国に於けるこの人痘法の開祖は筑前秋月の藩医緒方春朔であることの確信を得たので吾国種痘の歴史と、緒方春朔の業績を調査し、先覚者の人となりを偲び、その功労を紹介せんとしたのがこの一編である」(5)

三浦末雄「わが国初の種痘試行者　緒方春朔」

（朝倉新聞寄稿）

秋月の郷土史家三浦末雄氏が、昭和五十三（一九七八）年に「わが国初の種痘試行者　緒方春朔」を脱稿した。

朝倉新聞（発行人川名信生）の「ローカル紀行」に平成二年三月から同年七月まで五回連載し、郷土の先覚者緒方春朔の偉業を地域の人々に広く伝えた。朝倉新聞の主幹川名信生は、連載の始めにあたって次のように記している。

「天然痘を予防するための種痘に成功したのが、秋月藩医の緒方春朔で、それから六年後にイギリスのジェンナーが、別の牛痘法を成功させているが、日本の天然痘予防の始祖が緒方春朔だということは、郷土の誇りでもあり、種痘に成功して今年は二百年目という節目を迎えている。

甘木朝倉医師会（冨田三郎会長）でも、本年七月に記念事業を行うが、秋月の郷土史家三浦末雄さんが、昭和五十二年二月に脱稿した未発表の〝わが国初の種痘試行者緒方春朔〟を数回に分けて連載することにした」

三浦氏の文章は地元紙に連載されたものなので読者が限られていたであろうから、故三浦末雄のご子息三浦良一氏および川名信生氏の許可を得て、ここに全文を再録する。

はじめに

緒方春朔は秋月藩医である。

寛政から文化（一八〇〇年前後）にかけて活躍した人で、わが国で最初に種痘術を試み、成功した人といわれている。

かれの行った種痘術は人痘法で、鼻乾苗法とよばれ、いまは全く廃絶されてしまっている。いま行われているのは、イギリスのジェンナー（一八六六年）の創始になる牛痘法で、皮下種痘法といわれているものである。

緒方春朔の創始した種痘法は、廃絶されて久しいので、いまこれを知るものはすくない。いまはすでに幻の種痘法となっているけれども、当時としては有効な方法で、これによって救われた人びとの数もすくなくないのである。

文学博士で、また医学博士でもあった富士川游氏の著述になる「日本医学史」をみると——

緒方春朔は筑前秋月の人で、長崎に学び吉雄氏の門人となり、医宗金鑑の「種痘心法」を読み、また季仁山の施術を聞いて大いに動かされるところがあり、それより種痘術の研究に没入し、ついに成果を得て、寛政元年（一八八九）秋月藩内の痘瘡流行に際し、はじめて鼻乾苗法を施して成功した。その後寛政六年藩侯に陪従して江戸へいったときには、春朔の高名を聞いて、施術を受けに来るものまたは、諸藩の待医にして藩主の命により、来たり学ぶものすくなくなかったのである。

寛政七年春朔は「種痘必順弁」を著わしたが、おそらくこれが本邦第一の種痘書であろう——。

というような意味のことを書いておられるが、まさしく緒方春朔こそは、わが国で一番はじめに、種痘術を実験してこれに成功し、その後たくさんの人びとにこれを施して、尊い人命を救ってくれた人として、わが国医術界の大功労者のひとりであったことを裏書きしているのである。

だがしかし、かつて西日本新聞夕刊紙上に、吉村昭氏が「北天の星」という、中川五郎治を主人公とした小説を連載されていたことがある。

まことに興味深い読み物で、毎回奪うようにして読ませていただいたものだった。

その中で私が特に心ひかれたものは、主人公の中川五郎治が、あの殺風景なシベリアの抑留生活のなかにあって、くしくも身につけ得た種痘術を、帰国の後、北海道の松前藩内で、請われるままに実施したという話である。

ところで回を重ねてゆくうちに、ふと眼にとまったのがつぎの記事で、氏は人痘法にもふれられて――

人痘法は八十年前の延享元年（一七四四）に、中国の商人李仁山によって、長崎に伝えられて試みられたが成功せず、寛政元年（一七八九）に筑前藩医緒方春朔も実施したが、人痘法は危険をともなうので普及しなかった――

と、いともあざやかに一刀のもとに切り捨てられているのである。

この記事を読んだとき私は、やはり余所の方は著名な方でも、事の真実というものは、必ずしも何もかもご存知というわけにはまいらないものだな。これもまたやむを得ないことか、と、おもったことであったが、日がたつうちに何か胸につかえるものが出来てきて「まてよ！」と、とがめる気持ちにかわっていったのである。

作者は著名だし、この小説は評判がいいから、さぞや読者も広範囲であろう、だとすると、何も知らない読者はこれを読んで、これが真実だとおもいこんでしまうのではあるまいか、これは由々しいことだ、とおもい返したのである。

一体に、偉い人の発言というものは説得力のあるもので、うそでもそれが真実のようにおもわれてくる、ましてや何もしらない読者は、無条件にこれを受け入れるであろうと思えば、じっとしておれない気になったのである。

地元郷土人の怠慢　PR不足の成す業

そこで、つぎに考えたことは、世の著名な方々よ、軽はずみな発言は厳に御慎みいただきたいということであったが、それにもまして反省させられたことは私をふくめて地元郷土人の怠慢、つまりPR不足のなすわざと、いやというほど思いしらされたのである。

そうした折から、たまたま小倉から発行されている文化誌「九州人」から、何か寄稿をとすすめられるままに「秋月藩医緒方春朔」と題して、春朔自身の著書「種痘必順弁」をもとに、かなりくわしく紹介したつもりであったが、それでもやはり一読者からお葉書をいただき

「緒方春朔は、ほんとうに種痘をしたのだろうか」との質問を受けたのである。その方はごく近距離にある佐賀の宗建が、緒方春朔のことを知らないのはおかしいとされていたようだ。

それに対して私は

「宗建は春朔よりずっと後の人である。それにまた、春朔のは人痘法、宗建は牛痘法。宗建のころになると、長崎ではかなりに牛痘法の研究が進められていたはずである。しかもその威力はすばらしく、たちまち人痘法は圧倒されてしまった。

それに秋月は山の中の小藩、佐賀は三十五万石の大藩、封建制下にあっては、当時としては大藩の藩士はもとより下級武士に至るまで、尊大にかまえていたものである。あるいは農民にいたるまでといった方がいいかもわからない。

これは佐賀藩にかぎらないことだが、大藩の侍医が——実は私は宗建のことをよく知らないから、侍医でなかったかもしれないが——とにかく大藩の医者が、小藩の藩医、しかも常日頃いなか医者とさげすんでいる名もない医者に、頭をさげて教えを請うなどということができたかどうか、とてもそういう気にはなれなかったのではあるまいか——

と、いうような意味のことを書き送ったが、その方は納得されたかどうか、その後の返事がないから判らない。

これはあるいは私の詭弁かも……

またある人はいう。

「それほど効果があったものなら、どうしてあとかたもなく廃絶されたのだろうか——」

と、それに対して私は、

「それは人痘法にくらべ、牛痘法がよかったに違いないことは認める。しかし鼻乾苗法にしても、いろいろ改善工夫を加えれば、存続の余地があったのではないか、そのように思えてならない。それを明治のご一新になって、新政府の施策が何もかも、欧化礼賛にかたよったがために、従来のいいものまで旧来のろうしゅうとして葬り去られたのが大きな一因となったのではないか、こうした犠牲によって廃絶の憂き目を見たのが、ほかにいくつもあったはずだ――」と答えているが、これも私の詭弁であろうか――。

時に、昨年正月（昭和五十二年）当甘木市三奈木在住の医学博士、熊本正熙氏によって「吾国の種痘と緒方春朔」なる一書が出版されたことは、特に郷土秋月史に関心をもつひとりとして、まことに感謝にたえない。それに近ごろではまたテレビにもとりあげて戴くようになったようで、これまた感謝にたえない次第である。

しかし、欲をいえば前者は、出版部数に限りがあって広くをのぞめないし、後者はまた時間に限りがあって、深くということをのぞむことができない。その点新聞の威力はすばらしいもので、実のところは、その威力にすがりたくて拙文をもかえりみず、世にうずもれた郷土の先覚者顕彰の一助ともおもい、この一文を草してみたというわけである。

春朔の生い立ち

実は二月十四日が、緒方春朔がはじめて種痘を試みた、記念すべき日なのである。寛政二年（一七九〇）のことだから、今から二百年前ということになるようだ。

今は、はや天然痘の脅威は絶無となっているから、一般の関心はあまりないかもわからないけれども、当時その脅威にさらされていた時代、いなかの一医師が、いかにその予防対策に心を砕いたか、その先人の偉大なる足跡を、この記念すべき日に、一般に披露していただきたいとおもう心、切なるものがあるのである。

まず順序として、春朔の出生から——

緒方春朔（惟章）は一七四八年（寛延元年）八月十八日、久留米藩士瓦林清右衛門の二男として生まれ、後長ずるに及び、特にのぞまれて緒方元斉の養嗣子となったが、緒方家は代々医家をもって業とするところから、かれもまた養父元斉について医術をおさめたのであった。だがしかし、かれは尊い人命をあずかる者として、さらに、長崎に遊学し吉雄耕牛の門に入って、オランダ医術の研修につとめたのである。

春朔がかねがね心にかけていたことは、毎年のように襲って来る天然痘の猛威だったのである。

死亡率は高いし、伝染力は強いし、もし幸いにして命が助かっても、ふた目と見られないみにくいあばた面になることが多く、しかも一度患えばその治療の方法なく、まったくお手あげでその惨害は実に目にあまるものがあったのである。

春朔はふかくこのことにおもいを致し、何とか治療の方法はないものか、出来ればかからないですむ予防の方法はないものかと、日夜腐心するのであった。

こうした折柄、かれが幸いにして入手したものは、隣国清《しん》から輸入されて来た「医宗金鑑」だったのである。はじめかれは是非一本をまとめたいとおもい、書房に走ったが、店頭にはすでにその影すらなく、やむことをえず所有主から借りて、手写するよりほかはなかったのである。

時に「医宗金鑑」というのは、九十巻からなる一大医法書で、とても一朝一夕に全巻を手写することはできない。もっとも春朔がのどから手の出るほどに欲しがっていたのは、その中の痘科の部で、第六十巻「種痘心法」だったのである。

かれは丹念にこれを手写し、終生の至宝としてくりかえし、繰り返し読んでは想いをねりに練ったのであった。

なお、春朔が座右の書として愛読したものに、池田嵩山の筆記になる「載曼公先生治痘用方」や、平野繁十郎、林仁兵衛の共訳になる「李仁山種痘和解」等があったようだ。

緒方春朔が何年ほど長崎にいたかはっきりしない。その後長崎を去って久留米に帰っているが、それから幾ほどもなく、久留米を去って秋月に来ている。

それも天明年中というだけで、はっきりしたことはわかっていない。

秋月へ来た理由も、ただ祖先の地だからということだけで、精しいことは判らないのである。

もっとも巷間に伝えられているところでは、養父との間にいざこざがあり、妻子を残したまま養家をとび出した――となっているが、もちろん真偽のほどはわからない。若しこれが事実だとすれば、家庭的には恵まれなかった人といえよう。中にはひたむきな学究者にあり勝ちな、一徹さがしのばれて、いいではないかという人もあるが、批判はまちまち。

とにかく秋月に来て落ち着いたところは、結局上秋月の大庄屋天野甚兵衛門の家であった。春朔と甚兵衛門の出合いの一幕も、はっきりしたことはわからない。要するに甚兵衛門の厚意によって、その家の離れに寄寓することになり、近傍の病人の診察にあたるかたわら、種痘術の研究に没頭したのであった。

正しくは、秋月領内へ来て、何年ほどたってのことか、これまたはっきりしないけれども、やがてこの真摯な研究態度が藩主（長舒公）の耳に達することとなり、やがて召し出されて藩医の列に加えられ、十人扶持、無足列、また屋敷を今小路横町に賜わったのであった。時に一七八九年（寛政元年）五月のことで、この時春朔四十二才。

春朔の種痘法

緒方春朔が多年の研究によって、ようやく到達し得た種痘法は、鼻乾苗法といわれるものである。鼻乾苗法の名は、春朔自著の「種痘必順弁」の中に見当たらない。

あるいは後世の史家の命名するところであろうか。

とにかく種痘の方法として「医宗金鑑」中に列記されているものは、痘衣種法、痘漿種法、水苗種法、旱苗種法の四種である。

春朔はこの四法につき、長短良否をいろいろ研究したのち、ついに旱苗種法のもっとも安全で、且つもっとも確実性のあることを確かめ得たのであった。

ところで、その方法は

――旱苗は痘痂屑を碾末し、銀管中に盛り、鼻孔中に吹入る（種痘必順弁）

つまり、痘痂の屑をすり鉢に入れて、これをすって粉にし、銀管の中にもって鼻孔内に吹き入れる、というので、すなわち旱苗を鼻の孔に差し入れるということで、鼻乾苗法と呼ばれているのである。

しかし、この方法もいろいろ考え合わせると、また不備の点があり、すなわち

――此の法脱落の患無く、応験も又速かにして捷径なりと雖も、一時に吹入する時は、迅烈堪え難く、流涕数出、或は噎りて苗気脱泄して、終に不応に至る（仝前）

というように、吹き入れ方がまずいと、涙が出たりむせったりして、せっかく入れた苗気を吹き出してしまい、だめになることもあるといっているのである。

そこで、春朔が考えついた方法は、吹き入れるのではなく、呼吸をよくととのえて吸い込ま

せるというのであるが、この方法によれば失敗することなしとしてかれは自信をもって
——是を用ゆるに百発百中、一も応ぜざるは無し（仝前）といっているのである。そして銀管のかわりに用意したのが、柳でこしらえたへらなのである。

まずまず春朔の独創といえば、ここらのところぐらいではあるまいか。

さて、春朔の種痘法をこのように見てくると、何んだそんなことか、至極簡単ではないか、といいたくなる。そんなことなら誰にでも出来るではないか、と一笑にふしたくなるのだがそこは「コロンブスの卵」のたとえと同じことで、そんなことをいうものこそ、愚の骨頂というほかない。

大体、早苗を鼻の孔に差し入れることは誰にでもできることである。

しかし、この児に施して可であるか不可であるか、相手の容態を見きわめることは、誰にでもできることではない。まして、施術後の経過の良否を見定めて、適切な治療を加えることは、やはり専門医でなくてはよくするところではない。

緒方春朔が、今年こそ種痘を試みてみたいと思い立ったのは、一七八九年（寛政元年）になってからのことのようである。

彼の研究も、ここに至って、いよいよ実証の域に達したという訳で、いよいよ種痘を試みるとなれば、何をおいても痘種を入手しなければならない。

痘種を得るためには手近なところに、痘瘡患者がいなければならない。

たまたま、その年の暮れに近いころ、秋月領内に痘瘡流行の兆しがみえてきて、翌一七九〇年（寛政二年）の春になると、病勢はますます盛んとなった。春朔は惨害のすくなからんことを祈りつゝも、また一方ではこの機会に痘種を入手し、じかに人体に実験して、多年の研究の成果を確かめたいと考えた。

こうした祈りから、かれがふと耳にしたことは、秋月城下新富町の酒店、某の家に、痘瘡患者が出たということで、かれは早速訪ねていって、名前と多年種痘の研究をしている医師であることを告げ、痘痂を少し分けて下さいと懇望したのであった。

しかし、即座にとんでもないと断られてしまったのである。

残念ながら、そのころまだ春朔の名は、町家の人びとにまでは知られておらず、無縁の存在だったのであった。

時に、その当時当地方には、ひとつの迷信があって狐が医者や見舞客に化け、患者の家へやって来るというのである。

そして、その狐はことのほか痘痂が好きで、狐がその痘痂をたべれば、千年も生きるというし、そのかわりたべられた方の人間は、立ちどころに死んでしまうというのである。

そのような訳で狐は医者や見舞客に化けて、患者に近づこうとするし、病家ではまた狐をそばに近づけまいと、警戒をおこたらなかったのである。

それにもうひとつ面白い話は、病家では人か狐かを見分けるために、煎豆が用意されていて、かならずこれを差し出したというのである。それも皿などの器に盛って出すのではなく、ひと握りの煎豆を手にとらせるのである。

このとき、人間なら掌に受けて握ることができるけれども、狐は掌に受けて握ることができないから、それですぐに狐の化けの皮をはぐことができるというのである。

それほどに病家では厳重に警戒していたのであるから、名前も顔も知られておらぬ春朔が、いぶかられてすげない態度をとられたのも、無理からぬことであった。

それでもなお、春朔はひきさがらず、前にも増して一そう熱意をこめて懇望してやまなかったのだが、たまたま主治医の往診があって、その医者の口添えで、坂田夫婦もついに納得し、痘痂をわかつことを許してくれたのであった。

かれはかねて用意のふたつきの陶器にそれを受けとり、厚く礼を述べてその家を辞したのであったが、かれの脚はかろやかで、顔は喜びにかがやいていた。

春朔は帰るとすぐさま、かねて用意のすり鉢をとり出し、柳でこしらえたすりこ木をもって、ていねいに粉にし、またもとの器にもどして、蠟をもってすき間を密封したのであったが、すぐ戸棚にしまうこともなくその器をなでまわしていたという。あたかも茶人が愛玩の名器を愛撫するように……。

義侠の人　天野甚左衛門

さて、これからいよいよ緒方春朔が、実際に人体をつかって種痘術の成否をたしかめる話へ移るのだが、春朔自著の「種痘必順弁」には「始めて種痘を試るの説」という一項目があってその間の消息を詳細に伝えているのである。

実はこの一文が肝心なところで、私はこの一文を参考にして、当時の情況を再現したいとねがっているのだが、春朔がそのつぎに心を悩ましたのは、実験台となるべき人を誰にもとめるかという問題だったのである。

この問題は深刻であった、かれは——

「種痘せんことを欲すれども、我が家に試むべきの児無く、未熟の術他の施すべきに非らず、空しく痂を蓄へるのみにして日を過せり（種痘必順弁）」と嘆かざるを得なかったのである。

系図を見ると、春朔には二女があったようになっているけれども、当時は別居していたらしく、急に呼びよせることも不可能だったようにおもわれる。しかし思いは同じだったらしく、イギリスのジェンナーが八歳のわが子フィップスを試験台にしたように、春朔もまた、わが子がそばにいたならと、第一におもったようである。

だがそれはともかくとして、やはり助くる神はあるもので、こうした折柄訪ねて来たのが、上秋月の大庄屋天野甚左衛門で、義侠の人。

甚左衛門は、すでに紹介したように、しばらく春朔を離れに寄寓させて世話していたことがあり、ふたりは親密な間柄で、春朔はいつも甚左衛門の厚意を有りがたがっていたし、甚左衛門もまた春朔の人柄を愛し常に文机にむかって、ひたむきに種痘の研究にとり組んでいる、春朔の学究的態度が好ましくおもわれていた。

時どきわが家に訪れて来る藩の役人に、春朔を推挙したのも彼だったにちがいない。

甚左衛門は座敷に招ぜられ、無音の無礼を謝したのち、静かに申し入れて来たことは、種痘の試験台として自分の二児を提供したい旨だったのである。

「あなたは永い間種痘の研究に骨身をくだいていられるが、すでにその成案を得られたことも、陰ながら聞いております。今年こそはその成果を試してみたいとのご意向だともうかがっておりますが、試すに人なくお困りだとのこと、ついては私に二人の子どもがいます。幸いにまだ痘にかかったことがありません、この子たちをつかって、お試しになってみられてはいかがでしょう」

種痘研究の理解者であり後援者でもあった甚左衛門の声は、実に熱気をおびていた。

春朔は静かに、答えていう——

「仰せの通り成案も得た、確信も得た、幸いに痘種も入手できたのだが、今年こそは是非ともその成果を試してみたいと思っているのだが、いよいよとなるとやはり人がいなくてね、手許に自分の子がいれば、何とかふんぎりもつくのだが、何分人さまの子どもでは、無理なお願いも出来ないしね、ご厚意は有りがたいけれども、とてもとても――」

それからしばらくは「おねがいします」「いやいやそれは出来ぬ」との応酬がくりかえされたが、春朔はついに甚左衛門の義侠と熱意とに押しまくられ、種痘を試みることを受諾したのであった。

考えてみればおかしなことで、主客転倒もいいところ、春朔が懇望し甚左衛門が断り、後ようやくにして受諾ということになればわかるのだが、だがそれだけに春朔の信頼があつかったということになる。

種痘　己に成れり

一七九〇年（寛政二年）二月十四日――

この日こそは、緒方春朔が多年研究の種痘術をはじめて、試行した日である。

いうなれば、春朔がはじめて人体実験を行い、成功した記念すべき日なのである。

この日春朔は、かねて用意の痘種と用具とをたずさえて、大庄屋天野甚左衛門の家へいった。

大庄屋の家は、自宅から二キロほどもある。屋敷につくと甚左衛門夫婦をはじめ、子どもたち二人も待ちかまえていた。部屋中が何かしら緊張してみえた。

春朔はまず、少しもこわくない旨を告げて、二児を診察した。その結果は――

――全身満足、正に種べき時なり（種痘必順弁）だったのである。

そこで、さっそく二児に種痘をおこなったのであるが、その方法は痘痂《かさぶた》の粉末を柳のへらに盛り、呼吸をよく考えながら適量を、少しずつ鼻の孔へ吸わせるというのであった。

この時男の子は左の孔、女の子は右の孔に差し入れたのであるが、これは中国の陰陽説にしたがったのだといわれている。

春朔はこのようにして、二児共に少しの手違いもなく予定通りに、施術をおこなったのであったが、それがおわったのは、ちょうど己の中刻、すなわち今の時間で午前十時過ぎころだったのである。

施術がおわると甚左衛門の妻が、お茶をたててくれた。

お茶は殊の外おいしかった。春朔はお茶で喉をうるおしながら、二児に少しかわったことがあったら、すぐにお母さんにしらせるようにと頼んだ。

そして、今差し入れたお薬がどのようにして身体をまわるか、何日ぐらいしたら〝おでき〟ができるのか、そのおできがまた何日ぐらいしたら、かさぶたとなって落ちるか、そんなことを春朔は、わかりやすく説明してやったのであったが、実は「種痘必順弁」の中に書かれている「苗気五臓に伝りて痘を出すの理」というのを、平陽に説いて聞かせたのである。

大体、五臓というのは肺臓・心臓・脾臓・肝臓・腎臓のことで、つまり、鼻から入った苗気はまず肺臓に伝わり、肺臓から血にまじって心臓に入る、さらにその苗気は心臓から脾臓にというように、次からつぎに伝わって、一番最後に骨髄の中に潜伏する痘毒をさそい出し、これを今度は、前記の五臓を逆に通して皮膚に至らしめ、ついに痘となして対外に脱泄させるというのである。

そして、その苗気が伝送する期間は、およそ一七日《ひとなぬか》つまり、一週間で、一週間たつと熱を発し、発熱三日にして痘を出すともいっているのである。

しかし、これはあくまで原則であって、人それぞれに稟賦《ひんぷ》（性格）の強弱によって差があり、五日で出るものもあれば十一日かかるものもある。

概して七日で出るものが一番多いが、五日より前十一日より後は絶無といってよく、もし出痘するときは天行の痘と見なければならない。

まずまず予定の期間内に痘が出れば、種痘による痘と見てよく、少しも案ずるには当らない。

春朔はこのようにむずかしい病理を、平易な言葉で説いてやった後、二児の頭をやさしく撫でてやりながら、つとめて安静にしているように、さらに、先生がついているから少しも心配はいらない旨を告げて、この家を辞したのであったがいざ、帰ってみるとやはり落ちつけなかった。

施術をした日から数えてちょうど一七日目の二十日の朝が来た。今日あたりはと、知らせを待ったが、おもう使いはやって来ない、昼を過ぎても音沙汰なし、やがてあたりが暗くなった、春朔は――

「やはり今日は駄目か」と、ひとり合点をしている時に、使いのものがあわただしく駆け込んで来た。

「坊ちゃんが発熱――」

というのである。春朔は大急ぎで大庄屋の家へいった。診察の結果は

――頭痛、鼻塞り声重くして恰も風寒に感冒する者に似たり（種痘必順弁）――で、どうやら予期した通りの症状を示している。

そこで五物湯・金匭丸などの投薬を与えて帰ったが二十一日の明け方に――

「嬢ちゃんも発熱」

といってきた。

――速かに行きて之を候《うかが》うに、少しも男の候に異ること無し、故に主に語りて曰く、二児共に如此《かくのごとし》若しや種痘応験ならんか――と（種痘必順弁）

すると、主の甚左衛門がすかさず
——何の疑うことかあらん、我素より他の病とせず——といってのけて、ふたりは、

「種痘己に成れり」

と、手をとり合って喜んだのであった。

その後の経過については——三日にして両児ともに痘形をあらわす、稀疎平順にして、十一日に至りて収ようす——。

とあって、はじめて試みた緒方春朔の種痘法は、大成功をおさめたというわけである。

私はここに
「春朔の喜び知るべきなり」と、大書しておきたい——。

さて、春朔の理解者であり後援者であった天野甚左衛門は、春朔の成功をわがことのように喜んで、近所の主だった誰彼を集めて、賀宴をはったが、たまたま、同村の庄屋本田某が同席していて、酒宴たけなわに「先生、私の家にも四人の子どもがいますが、どうか家の子にも種痘をお願い致します」と。

途端に、春朔はぎくりとした。

春朔はその申し出を断って、静かにいった——

「有りがたい申し出だが、もっと様子をみてからの方がいい、だいぶ疱瘡もひろがっている

ようだし、聞けば、そなたのご親戚にもご病人があるとか、かなり離れているようだから心配ないと思うけれども、種痘の痘か天行の痘か見わけにくいところもあり、第一痘種が、ここのお子さんのでいいかどうかも気になるし」

ぐっとやわらかに断ったのだけれども、本田はなかなかに承知をしない。

その上甚左衛門までが口をそろえて、しきりにすすめるので、春朔は到頭進退きわまり、承諾せざるを得なくなった。

かくて、春朔は本田宅に赴き、四児に種痘を施したのであるが、四児とも――一七日にして皆発熱し、三日をへて出痘す、稀順前の二児に異る事なし（種痘必順弁）で、またまた大成功をおさめたのである。

ここに至って春朔は

――予も又種痘の応験ある事を知る（種痘必順弁）といよいよ自信を深めたのであった。

だがしかし、ここに到達するまでには、ずいぶん険しい山坂を越えてきたものだとおもう、明けても暮れても種痘・種痘・種痘だったのである。

それに、近所の人の白い目もあった。近所の人は春朔をキ印かとおもう。

種痘というのは、聞くだにおそろしい疱瘡の膿を、体に植えつけるのだと聞いたとき、人びとは胴ぶるいした。

「なんとまあ無茶な、病人に近づかぬよう用心に用心をしていても、ついついうつるのに、わざわざ疱瘡を体に植えるとは、あのお医者さんは馬鹿らしかばい気ちがいばい」

聞こえよがしに雑言をはいてゆく村人たちの声も、何度か聞いた。

わけのわからぬ子どもたちに、やんやとはやされたことも何度かある。

この春、坂田の家から痘痂を入手したときには――

「あのお医者さんは狐憑きげな、坂田でもらったカサブタ（痘痂）を、一日に一つずつ食べてござるげな、煎豆投げたら逃げてゆくじゃろ」

と、評判をたてられ、悪口雑言は甚左衛門にまで及んで――

「気でも狂ったか大庄屋さんは、可愛い子どもを試験にするとは、馬鹿なお医者にまんまとだまされ、可愛い子どもをいけにえに――」

などと、はやしたてられたのであった。

おもえば、これは要するに、いずこも同じひたむきな学究者に対する風当りなのだが、このような時代であったから、せっかくの春朔の種痘術も、甚左衛門ら数人をのぞいては、信ずるものとてなく、まして種痘を依頼して来るものもなかったのである。

第一、医者にしてからが書物などで、種痘の輪郭は承知しているけれども、その実際を見たものはなく、疑いの眼はなお開かれていたままだったので、春朔はまず、同曹の医者江藤養泰をわずらわして、前記の四児の痘をみてもらうことにしたのであった。もとより江藤養泰は知己のひとり、春朔の申し入れを快く承諾してくれた。ふたりは連れだって四児の家に行く。

養泰は四児の痘をみたとき、これは不思議と賞嘆の声を発した。その上自分もやってみようといい出した——同月廿七日下苗の日なるを以て、終に自ら小女に施す（種痘必順弁）で、養泰は自ら手をくだして、自分の娘を試験台として、種痘を試みてくれたのである。その結果は春朔の場合とほとんど同じであった。養泰はさらに、先輩の佐谷台庵や最長老の戸原歴庵にも、斡施の労をとってくれたが、これらの長老もまた春朔には好意的で、自らの手でそれぞれの子どもに、施術を試みてくれたのである。

このように藩医のお歴々から、積極的な理解と協賛をいただいたことは、春朔にとっては非常な強みで、これから、最初疑って敬遠していた人びとも、次第に施術を依頼して来るようになったのである。

以上をもって、緒方春朔の種痘の話を終るが、緒方春朔が自らの手で書いた「種痘必順弁」は、春朔が種痘の施術に成功し、刻苦勉励研究して来たことを、順をおうて書きとめたもので、寛政五年（一七九三）脱稿、同七年に刊行した種痘書である。

日本医学史の中に「蓋し是れ本邦第一の種痘書なり」と記されている。

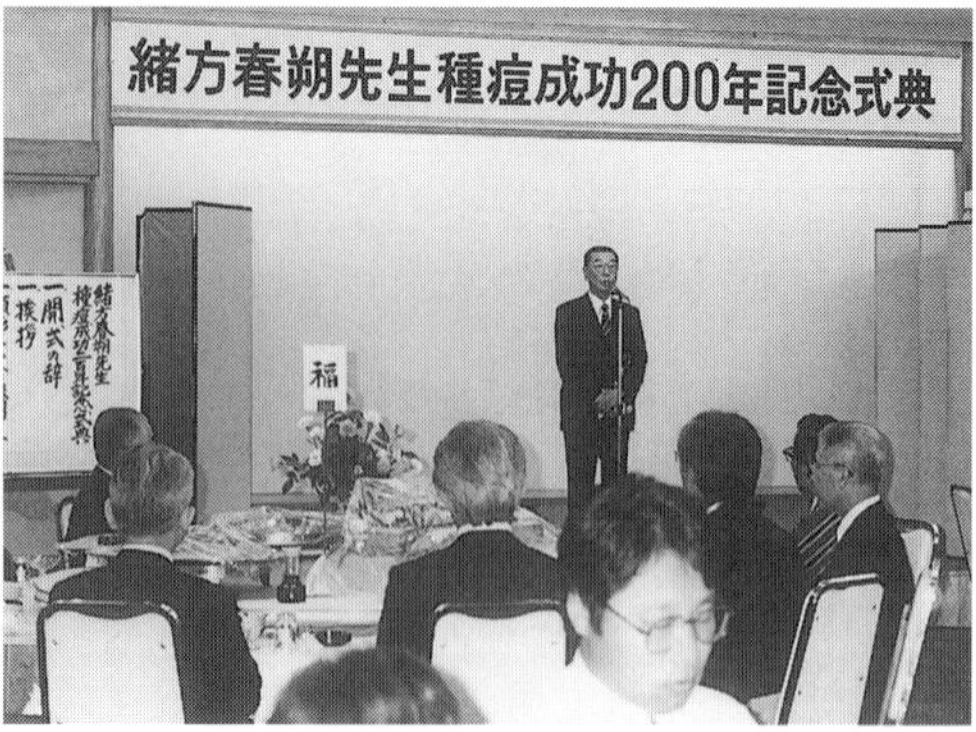

緒方春朔種痘法成功200年記念式典

このように多くの人びとに、またと得がたい福音をもたらしてくれた春朔も、ついに病魔のおかすところとなり、再び起てず一八一〇年（文化七年）正月二十一日不帰の客となった(6)。

緒方春朔種痘成功二百年記念顕彰

平成二（一九九〇）年は緒方春朔種痘法成功二百年目にあたる。甘木朝倉医師会は福岡県医師会、福岡県立甘木歴史資料館と共催にて緒方春朔の済生救民の偉業を称えて顕彰事業を実施した。

顕彰事業概要

一　記念顕彰碑建立

除幕式ならびに記念式典　平成二年七月二十九日

レリーフ　「緒方春朔、天野甚左衛門の二児に鼻乾苗法による種痘実施の図」

彫刻家斎田文夫氏制作
建立場所　甘木朝倉医師会病院前庭
建　立　者　甘木朝倉医師会　福岡県医師会

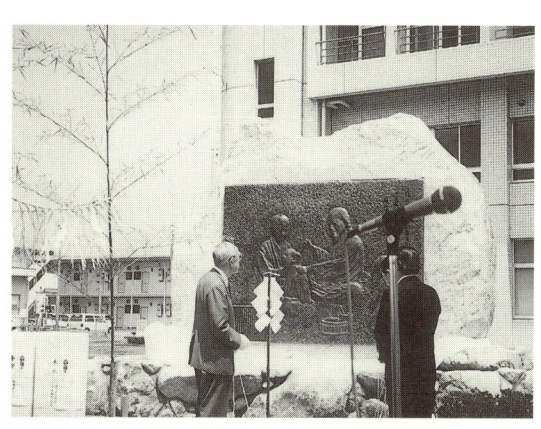

緒方春朔種痘法成功200年記念顕彰碑
除幕式（甘木朝倉医師会病院前庭）

顕彰碑文

種痘の始祖　緒方春朔

緒方春朔は、寛延元年（一七四八）久留米藩士瓦林家に生まれ、医家緒方元斎の養子となる。医を志して長崎に遊学、吉雄耕牛に医学を学ぶ。中国の医書「医宗金鑑」の種痘に注目し、日夜研究に没頭した。天明年間父祖の地秋月に移り、住民の医療に尽くし、時の藩主黒田長舒に認められ藩医となる。寛政二年（一七九〇）春朔は天然痘患者の痘痂粉末をヘラに盛り、未感染者の鼻腔より吸入させる種痘法を完成、之を上秋月の大庄屋天野甚左衛門の二児に実施し、我国で初めて人痘種痘に成功した。ジェンナーの牛痘種痘法より六年も前のことである。更に、日本で最初の種痘書「種痘必順辨」を著し、広く民衆に施し、多大の成果を収め、我国天然痘予防の先駆者として不滅の業績を残した。ここに郷土の先哲緒方春朔種痘成功二〇〇年を記念し済生救民の偉業を称えて、その学勲と功績を顕彰するものである。

平成二年七月

社団法人甘木朝倉医師会
社団法人福岡県医師会

二　記念誌編集、発行
緒方春朔著『種痘必順辨』『種痘緊轄』の現代語訳（松岡彊氏）

三　資料展開催
『種痘の始祖・緒方春朔』展
開催期間　平成二年七月二十一日―九月二日
展示会場　県立甘木歴史資料館

四　記念講演会
シンポジウム　『種痘の始祖、緒方春朔先生に学ぶ』
開　催　日　時　平成二年七月二十八日（土）午後二時―四時三十分

会　場　甘木文化会館

講　師　順天堂大学医学部医史学助教授　酒井シヅ

甘木朝倉医師会顧問　井上無限

元県立朝倉高等学校長　松岡　彊

九州大学文学部講師　柴多一雄

コメンテイター　久留米大学医学部免疫学教授　横山三男

司　会　甘木朝倉医師会理事　富田英壽

五　広報教育映画製作

タイトル『種痘の始祖・緒方春朔』

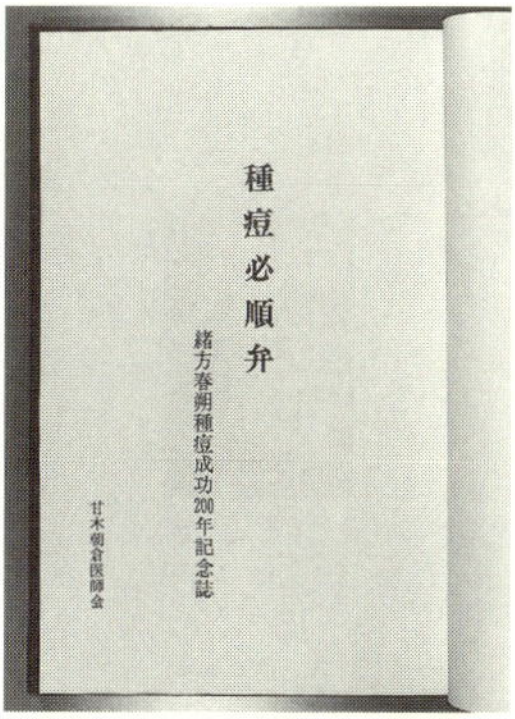

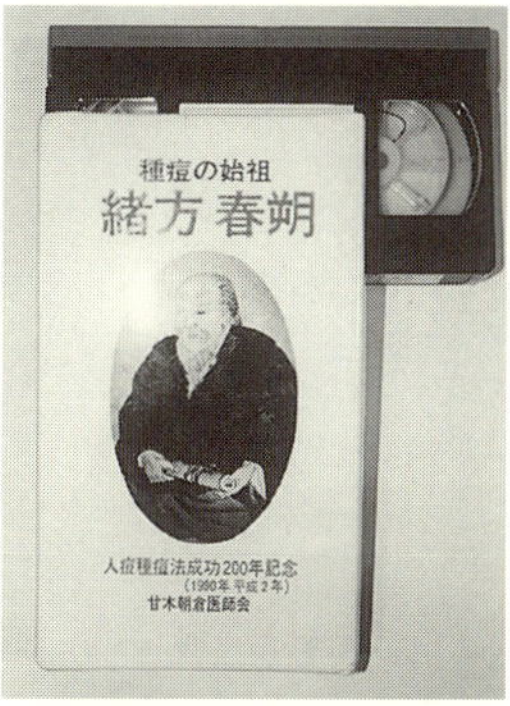

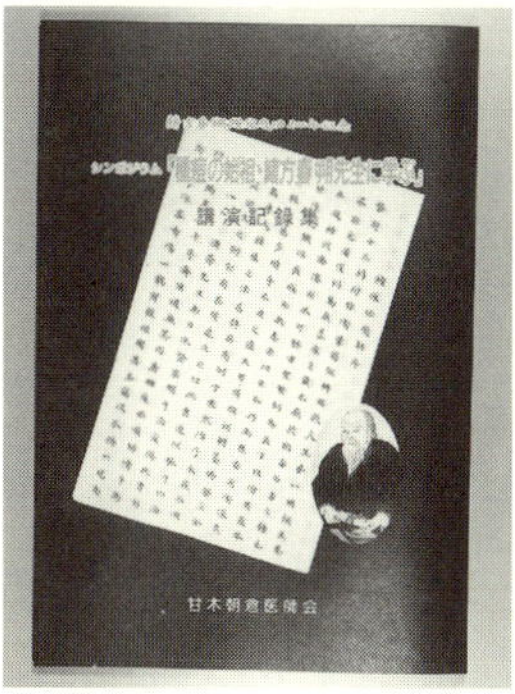

左上から順に
緒方春朔種痘法成功200年記念誌
記念事業として製作された教育用ビデオ
シンポジウムの講演記録集
下はシンポジウムのチケット

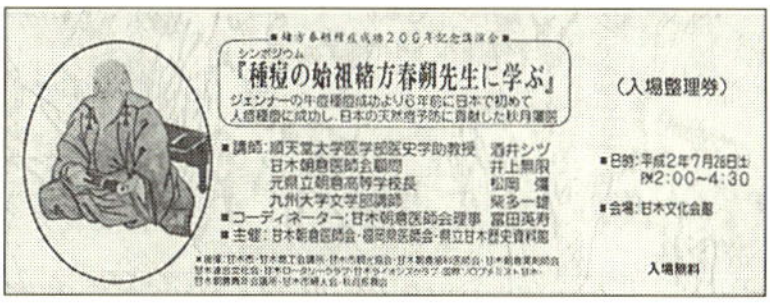

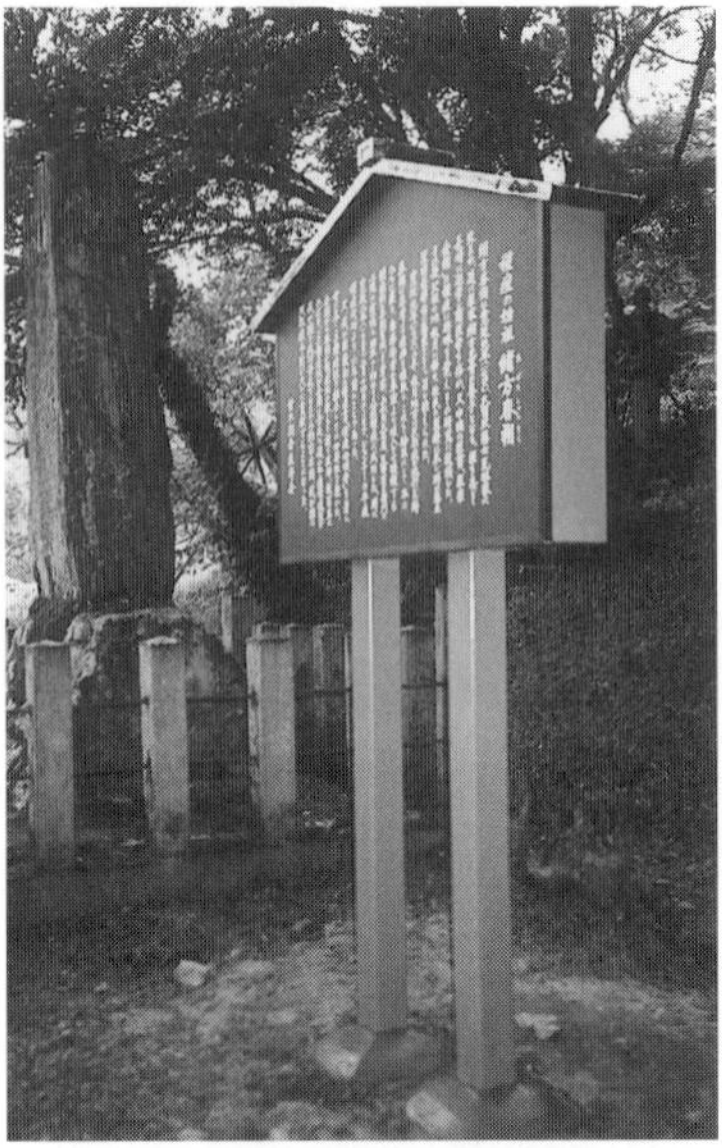

秋月城趾にある顕彰碑の
横に設置された説明板

地域の各学校等に寄贈

六　秋月顕彰碑補修整備

昭和二年に当医師会が建立した顕彰碑を整備し、説明板を新に設置。

なお、この顕彰事業を機に数々の新知見が得られたことは、春朔先生を敬う何よりの顕彰となった。

一　ドイツ衛生博覧会出展後、伝染病研究所に寄贈され、行方不明となり戦災で焼失したものとされていた春朔の遺品が、大塚恭男先生の御尽力により北里研究所で発見されたこと。

二　春朔の第三の種痘書、『種痘證治録』が発見されたこと。

三　長い間、議論されていた『種痘必順辨』の順について「順」か「須」かの問題は、今回の顕彰事業に伴う調査やシンポジウムで、はっきり「順」と決着がついたこと。

四　緒方家に遺る書状により、春朔の種痘法が幕府から認められていたことが判明したこと。

五　天野甚左衛門の墓地の所在が判明したことなどである。

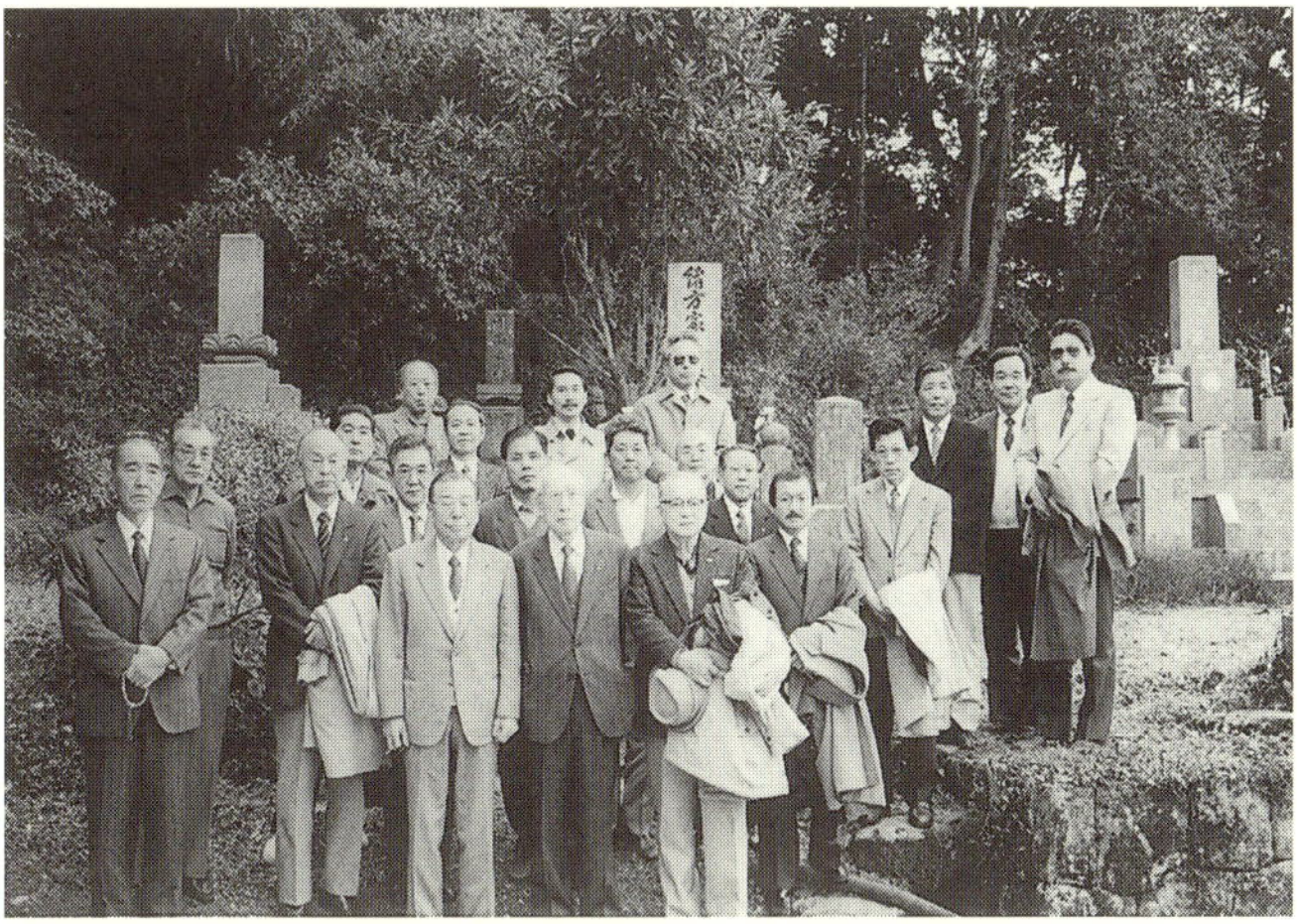

種痘成功200年を記念して，春朔の命日に甘木朝倉医師会会員が墓参した

このたびの記念事業に引き続き、甘木歴史資料館に、常設の「緒方春朔コーナー」を設置。今後も先達の偉業を偲び、我々医師を始め、医療関係者の医学、医療に対して気構えを新たにするとともに、地域の人々、特に次の世代を担う子供たちにもこの先達の偉業を広く知らせ、郷土に誇りを持ち新しい世代、社会を切り開いて行く糧にしてもらいたいと願い、息の長い活動をして行く決意をかたくした(7)。

顕彰事業のひとつシンポジウムは、約五百名の聴衆に深い感銘を与え盛会に終わった。また後に『種痘の祖、緒方春朔先生に学ぶ――緒方春朔種痘成功二百年記念講演記録集』として発行した（次章参照）。

有高扶桑『あぶだ春朔――小説種痘事始』

有高扶桑氏によって、初めて緒方春朔を主題にした小説が上梓された。

有高氏は演劇雑誌「悲劇喜劇」に戯曲を発表したあと、主にラジオ・テレビ脚本を執筆し、やがて商業演劇や中小劇場の脚本も手がける。日本演劇協会、日本脚本家連盟所属。あとがきに次のようにある。

「九州に関する小説が少し溜まったので、四篇を選んで上梓するはこびとなった。私はこれまで、主にラジオ・テレビや舞台の脚本を書いてきたが、メディアの違いや条件などによって時代ものから現代ものまで広範囲にわたり、手法や形式もまたいろいろだった。では小説について新人にひとしい私が、なぜ九州にこだわって小説を書いたのか……父母がともに福岡県の出身で、私も福岡県で生まれたものの、父の仕事の関係ですぐに上京、敗戦の年に東京の家が空襲で焼けたので、再び福岡県で半年ほどを過ごし、また東京に戻って以来ずっとここで暮らしてきた。

実は、母の故郷が福岡市から筑紫平野を南東にくだった小都市で、戦前戦後、ずっと母の妹夫婦が住んでいた。それで私は戦後も仕事旅のついでや私事でしばしばそこを訪れ、数少ない親戚にくわえて知人も少しずつ出来、折にふれて九州各地に行く機会もふえた。

この小都市は、江戸時代、街道沿いの宿場・市場町として結構栄えていたというが、戦後になっても、旧い家並みの残るいささか鄙びたありふれた町にすぎなかった。しかし車社会の到来とともに大きく変わりはじめ、今や多くの地方都市と同じようにその個性を薄めつつある。

その母の生家は、いまも百三十余年の風雨にさらされて旧び朽ちかけ、折々の修理の跡もあまり目立たぬほどに年月が消し去ってくれ、かろうじて昔の面影をとどめている。

私事が多くなったが、つまりはこんなことから九州に向ける私の視線が、他の地方に向けるそれよりもやや強くなったのが小説を書くきっかけだった。

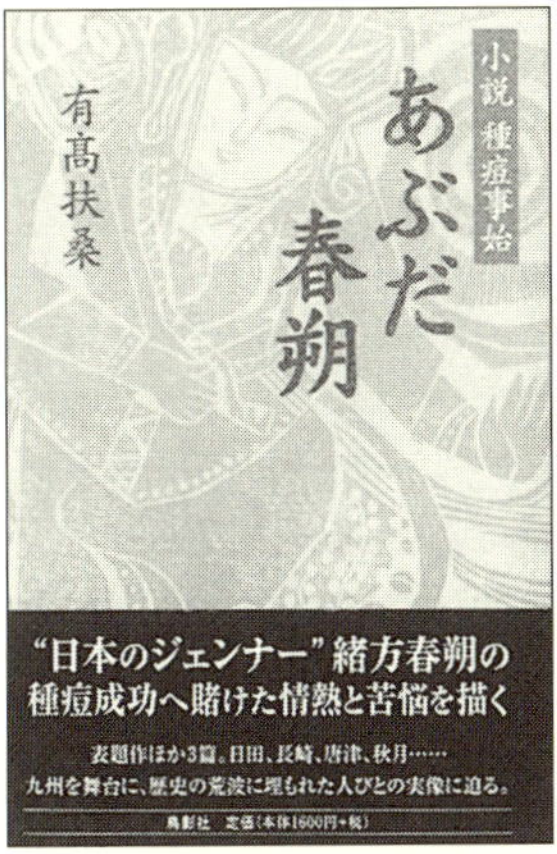

有高扶桑著『あぶだ春朔』鳥影社刊

それに、どこでもそうに違いないが、九州人にはなにか独特の〝におい〟のようなものがあり、行動にもいささか特徴的な性向があるように感ずる。とはいえ、例えば『薩摩隼人』とか『肥後もっこす』などのように、ある地域の性状を一言で単純に括って言いあらわす誇張したものではなく、やはり〝におい〟というのが一番近い表現ではなかろうか。

そんな念《おも》いを少しでも小説で伝えられたら……

などと屁理屈を並べるより、ふと心に引っかかった素材を愉しみながら書きとめたい、という興味がこれらの小説を書かせたのだと思う。(中略)

『あぶだ春朔』 緒方春朔は、疱瘡の根絶を生涯の念願とした医師で、福岡県甘木市の秋月に墓所や居宅跡がある。ご当地では著名だが、一般にはあまり知られていない。種痘(人痘法)成功の前後はほぼ事実に沿っているものの、名門の生まれではない当時の常として、特に若い頃に関しては空白が少なくない。それは、後年の春朔が多くを語らなかったためかもしれない。が、そこに惹かれたわけで、副題に「小説 種痘事始」とつけたのには、そんなひそみがある。

熊木正熙『吾国の種痘と緒方春朔』、甘木朝倉医師会編『種痘必順辨』、甘木市編さん委員会『甘木市史』その他を参考にした。

なお、だいぶ以前のことになるが、富田耳鼻咽喉科医院院長富田英壽氏にお会いして春朔のことを聞き、関係書を頂かなかったら、この作品はなかった。富田氏は日本医史学会の会員で春朔顕彰会会長をつとめ、春朔のホームページも立ち上げておられる。遅まきながらこの本を届け、感謝の意としたい[8]」

有高氏の『あぶだ春朔』に私も微力ながら協力させていただいた。できあがった著書を拝見し、その感想を朝倉医師会雑誌「医艸」(第二十号、五頁、二〇〇九年)に寄稿した。

小説『あぶだ春朔』を読んで

東京在住で朝倉にも縁のある脚本家有高扶桑氏が、疱瘡の根絶を生涯の念願とした医師、緒方春朔のいきざまを描いた小説を上梓された。

春朔が疱瘡の撲滅のために種痘を研究し成功させるための情熱、その間の苦悩がよく表現されている。

久留米で生まれ育ち、秋月に転居するまでの史実が少なく、資料が残っていない。

小説は、この間の久留米や長崎の生活、転居の理由などの謎の部分に、焦点を当てたものになっていて想像をかき立てる。この部分に作者の医療観、人生観をうかがい知ることができる。

春朔の著した『種痘必順辨』には、寛政二年の春、天野甚左衛門の子どもに初めて種痘をして成功したとある。しかし、成功の前に多くの実験をしていたと想像できるのであるが、それ以前のことには、春朔は著書の中では一切触れていない。

『あぶだ春朔』では、成功するまでのさまざまな実験のことが採り上げられ、種痘研究についての春朔の苦労、苦悩が描かれて胸を打つものがある。特に、田代陽平の登場には、意外性を感じた。

小説にかぎらず、本の題名選びにはことのほか気を遣うものだ。だが本題の「あぶだ春朔」

に、副題の「小説　種痘事始」には感嘆した。ことに「種痘事始」には唸った。

文章のことば選びにはさすがと思った。たとえば、「魘《うな》される」や「山颪《やまおろし》」や「諳《そら》んじる」など時代背景に沿ったことば選びには、やはりプロの作家のことばづかいと思った。

天然痘が撲滅された現在、最後にある「春朔の名も、もはや医学史上から消えようとしている」という言葉が印象的であった。

この『あぶだ春朔』が、芝居か、テレビに上演され、緒方春朔の偉業や人柄が更に広く知られる日が待ち遠しい。

春朔会三十周年記念碑

緒方春朔顕彰会・春朔会は発足三十周年記念に「我国種痘発祥之地秋月」の碑を、平成十六（二〇〇四）年七月三十一日に、秋月の杉の馬場通り黒門茶屋前に建立した(9)。秋月を訪れる多くの観光客に、緒方春朔が種痘の祖であることや秋月が種痘発祥の地であることを知ってもらうためである。

春朔会とは、地元の医師仲間（富田英壽、手島仁、熊本熙史、久賀興亜、田中泰博、久賀征哉、武井一剛）が結成した緒方春朔顕彰グループである。

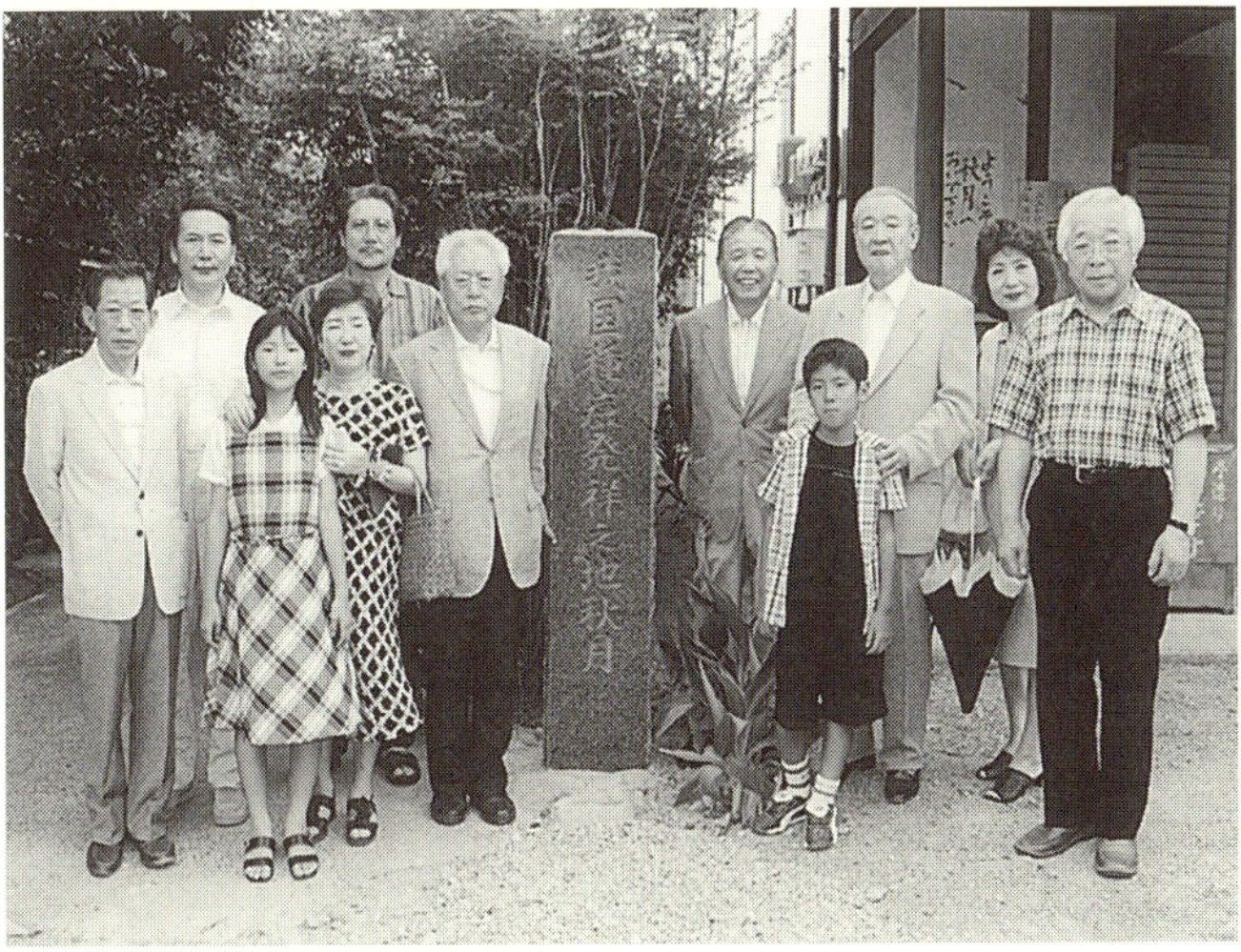

春朔会発足30周年記念に建てられた「我国種痘発祥之地秋月」の碑

主な活動としては、平成二年に開催された甘木朝倉医師会主催「緒方春朔種痘成功二〇〇年記念顕彰事業」の実行委員会を春朔会が担当、日本医史学会総会で研究成果の発表、顕彰碑建立、『緒方春朔顕彰の歩み』出版など、春朔の顕彰活動を地道ながらこの三十年間行っている。

緒方春朔に関する資料は、彼が著した三冊の種痘書『種痘必順辨』『種痘緊轄』『種痘證治録』の外には数少なく、遺品も余り残っていない。華岡青洲や緒方洪庵のように豊富な資料が残っていないのである。

その偉業を調べたり、彼の人物像や人柄を語るには、春朔が著したこれらの書物から推し量る以外にはないのが現状である。特に久留米で出生、長崎に留学、久留米で医業と秋月に転居して来るまでの資料が見つからない。よって、春朔のことを調べるには、さらなる遺品や資料の発見が望まれる。

［引用・参考文献］
（1）三浦末雄『物語秋月史』下巻、二一六頁、秋月郷土館、一九六八年
（2）熊本正熙『吾国の種痘と緒方春朔』六三頁、葦書房、一九七七年
（3）浅野陽吉『種痘の祖贈正五位　緒方春朔』浅野陽吉、一九三五年
（4）前掲書（2）七二頁
（5）前掲書（2）
（6）三浦末雄「わが国初の種痘試行者緒方春朔」朝倉新聞、一九九〇年三月二十七日号二面、四月二十四日号二面、五月二十六日号二面、六月二十六日二面、七月二十六日号二面
（7）富田英壽「緒方春朔種痘成功二〇〇年記念事業報告」「日本医史学雑誌」第三十七巻　第一号、九四－九五頁、一九九一年
（8）有高扶桑『小説種痘事始「あぶだ春朔」』鳥影社、二〇〇三年
（9）富田英壽、手島仁、熊本熙史、久賀興亜、田中泰博、久賀征哉、武井一剛『緒方春朔顕彰の歩み』六六頁、春朔会、二〇〇五年

種痘の始祖、緒方春朔先生に学ぶ

「緒方春朔種痘成功二百年記念講演記録集」より

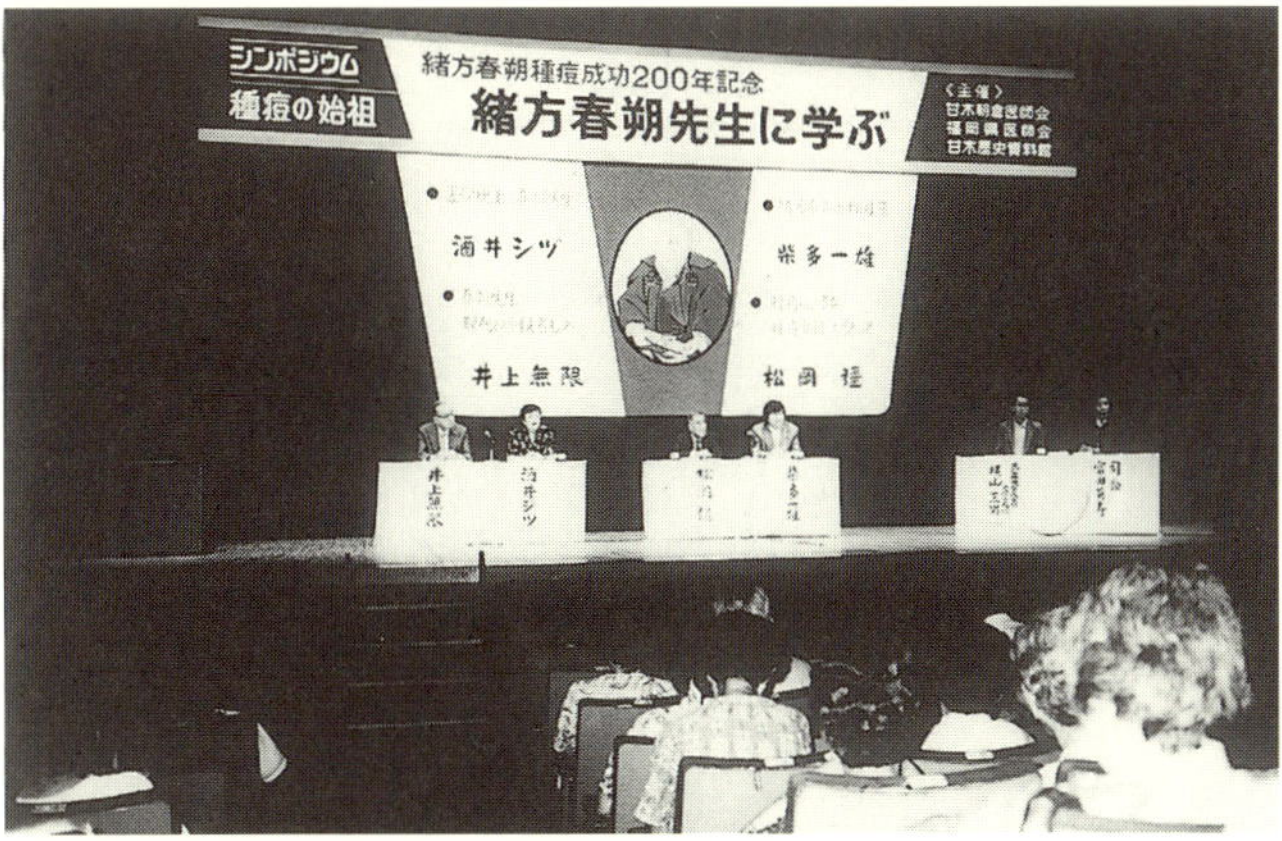

緒方春朔種痘法成功200年記念シンポジウム（平成２年）

緒方春朔と秋月藩

柴多一雄

今日は緒方春朔先生種痘成功二百年記念顕彰事業の一還として、「種痘の始祖、緒方春朔先生に学ぶ」というテーマでお話をいたすわけでございますが、私は最初でございますので、まず緒方春朔について簡単にご紹介し、緒方春朔が活躍した当時の秋月藩の状況について少しお話を致したいと思います。

緒方春朔は、一七四八年（寛延元）に、久留米藩士瓦林清右衛門の二男として久留米に生まれました。母は秋月藩領下座郡小田村（現在甘木市）の甚兵衛という人の娘です。二男であったため久留米藩の藩医緒方元斎の養嗣子となり、緒方家を継ぎました。緒方家の養嗣子となった春朔は、はじめ漢方医学を学びましたが、のちに長崎に遊学して吉雄耕牛の門に入り、蘭法医学を学びました。なかでも天然痘に強い関心を持ち、池田正直筆記の『戴曼公先生治痘用法』や、中国から輸入された『医宗金鑑』を読んで、種痘についての研究を深めました。

久留米に帰った春朔は、郷里で医師を開業していましたが、天明年間（一七八一～八九）に久留米の養家を去って、父祖の地である秋月に移り住みました。春朔の養祖父は緒方春洞といい、その父は宇保四郎右衛門といって福岡藩の家老の三奈木黒田家に仕えていましたが、四郎右衛門の死後、同家は浪人となり、春洞の兄で長男の四兵衛は秋月に、春洞はそこから久留米に移り住んだのです。春朔が久留米を去った理由はよく分かっていませんが、一説には久留米が種痘を禁止したからであるといわれています。

秋月に移った春朔は、はじめ上秋月の大庄屋天野甚左衛門の離れの部屋を借りて住んでいました。しかし、一七八九年（寛政元）五月、四十一歳の時に、第八代秋月藩主黒田長舒に藩医として召し抱えられ、屋敷も今小路横町に与えられました。その頃の秋月の藩医は、御納戸列と無足列の二つの身分があり、それぞれ五〜六人ずつの医師がいました。春朔はそのうちの無足列医師として、十人扶持で召し抱えられたのです。長舒に召し抱えられたとき春朔は、「内外医業并天文術をも相勤候様」と、内科・外科の医術と同時に、天文術をも勤めるように命ぜられています。そして翌一七九〇年（寛政二）には、天球儀と地球儀を製作し、その著『地球図説略』とともに長舒に献上しています。ですから、春朔は医術だけでなく、天文学や地理学にも造詣が深かったことがわかります。

緒方春朔が秋月藩に召し抱えられた一七八九年（寛政元）、秋月藩の領内で天然痘が流行しました。かねてから種痘の研究を進めていた春朔は、市中の軽症の患者から痘種（痘苗）を入手し、翌一七九〇年（寛政二）二月、大庄屋天野甚左衛門の協力を得てその二児に種痘を施し、その効果を確認しました。ジェンナーの牛痘接種法の発見より六年前のことでした。春朔がおこなった種痘法は、ジェンナーの牛痘接種法とは異なり、旱苗種法または鼻乾苗法といわれるもので、人の天然痘の発疹の跡にできる皮を粉末にした旱苗（痘種）を鼻の孔に差し入れて吸い込ませ、これによって軽い天然痘にかからせて免疫を得るというものでした。

そして三年後の一七九三年（寛政五）には、その成果をまとめて『種痘必順弁』という本に著し、一七九六年（寛政八）には『種痘緊轄』と『種痘證治録』を著しました。春朔が発見した種痘法（旱苗種法・鼻乾苗法）は、その後広くおこなわれましたが一例の失敗もなく、春朔の名は全国に知れわたり、多くの医師が春朔に入門しました。その入門帳には全国の有力諸藩の藩医など六十九名の名前が記されています。幕末になるとジェンナーの牛痘法が紹介され、明治に入ると種痘というと、すべてこのジェンナーの牛痘法になりますが、それまではこの春朔が発見した人痘法が用いられていたのです。種痘に成功して以来、春朔はその普及のために全力を尽くしていましたが、一八〇四年（文化元）五十六歳の時に隠居し、それから六年後の一八一〇年（文化七）一月に、六十二歳で亡くなりました。

このように緒方春朔は、日本で初めて種痘に成功し、その普及のために尽くしたのですが、このような人物がなぜ秋月藩から出たのか、ちょっと考えると不思議な感じがしないでもありません。といいますのは、秋月藩は福岡藩の支藩で、その石高も五万石と決して大きな藩ではありませんし、その城下町秋月は山の中にあって、一見すると先進的な文化とはあまり縁があるようには見えないからです。しかし、よく考えてみますと、緒方春朔が生きていた頃の秋月藩は、秋月藩の歴史のなかでも、政治的にも文化的にも最も充実していた時代であったということができるのです。

緒方春朔を召し抱えた第八代秋月藩主黒田長舒は、日向高鍋藩主秋月種頴の二男で、種頴の母が第四代秋月藩主黒田長邦の娘であったことから、第七代藩主長堅が亡くなった一七八五年（天明五）に、その養子として秋月藩主となりました。その頃、本藩の福岡藩は、藩主の黒田斉隆がまだ八歳と幼少であったため、長舒はそれまで福岡藩が務めていた長崎警備を、福岡藩にかわって担当することになりました。

ご承知のように江戸幕府は、幕府成立以来キリスト教の禁止政策を取り、一六三三年（寛永十）には日本人の海外渡航を禁止し、その後も立て続けに鎖国令を出して鎖国政策を推し進めてきました。島原の乱後はさらにそれを強化して、一六三九年（寛永十六）にはキリスト教の侵入を根本から絶つため、ポルトガル船の来航を禁止しました。翌四十年には貿易の継続を求めて日本にやって来たポルトガルの使節を処刑したため、ポルトガルの報復を警戒した幕府は、一六四一年（寛永十八）二月に、福岡藩に長崎の警備を命じました。翌年には佐賀藩にも長崎の警備を命じ、これ以後福岡藩と佐賀藩の両藩が、一年交代で長崎の警備を務めるようになったのです。

このように長崎警備は、江戸時代においては非常に重要な役目であったのですが、長舒の代に福岡藩にかわってこの長崎警備を担当したことが、秋月藩の目を外に開かせる大きなきっかけになったと考えられます。一七九三年（寛政五）には斉隆が十七歳となったため、長崎警備は福岡藩が担当することになり、秋月藩の長崎警備は免除されました。しかし、二年後の一七九五年（寛政七）、斉隆は十九歳という若さで死亡し、斉隆の跡を継いだ第十代福岡藩主黒田長清も、まだ生後九ヶ月という赤ん坊であったため、再び秋月藩が長崎警備を勤めることになりました。

この第十代福岡藩主黒田斉清は、黒田家の家譜等には、第九代斉隆が亡くなる半年前に福岡城内で生まれたとありますが、実は斉隆が急に亡くなったため、斉隆の側室が生んだ女子を、秋月藩主黒田長舒の第四子と取り替えて跡継ぎにしたという説が有力です。なぜこのようなことが行われたのかといいますと、福岡藩では、約五十年間藩主であった第六代の黒田継高の後、第七代の治之、第八代の治高、第九代の斉隆と、ずっと養子の藩主が続いていました。そのため、今また斉隆が子供のないまま亡くなると、また徳川家から藩主を迎えねばならなくなって大変だというので、長舒の男子を斉隆の跡継ぎにしたというのです。勿論こうしたことは、藩の存続にかかわる大問題ですから、確かな証拠が残されているわけではありません。しかし、この話は、福岡・秋月両藩に伝えられ、特に秋月では全く疑いのない事実として信じられていたといいます。こうしたことから、この時期の秋月藩は、福岡藩にかわって長崎警備を務めているということもあって、福岡藩に対してかなり優越的な気持ちを持っていたように思われます。

ところで、この頃は諸藩においてさかんに藩校がつくられた時代でもありました。秋月藩でも、長舒の前の長堅代の一七七五年（安永四）に、初めて藩校稽古亭が設置され、それから約十年後の一七八四年（天明四）には大拡張されて武芸所を併置し、その名も稽古観と改められました。のちに秋月藩の家老となる吉田澹軒は、その著書『澹軒漫録』において、この藩校のことを、「秋月御小家には宜過ぎたる程の学館」であるといっています。福岡藩では、稽古亭が、大拡張された一七八四年（天明四）に、竹田定直を学頭とする修猷館（東学問所）と亀井南冥を学頭とする甘棠館（西学問所）の二つの藩校が設けられていますから、秋月藩が藩校を設けたのは、本藩の福岡藩より約十年ほど早かったことになります。

秋月藩を代表する文化人である原古処は、この秋月藩の藩校稽古観の教授で、一七八四年（天明四）に福岡藩の藩校甘棠館に入り、亀井南冥について徂徠学を学びました。非常な秀才で、特に詩作に優れ、南冥の嗣子昭陽の文章と並び、「亀文原詩」と称されました。しかし、一七八六年（天明六）には父惟清の病気のため秋月に呼び戻され、一八〇〇年（寛政十二）、三十四歳で稽古観の教授となりました。

一方、原古処の師にあたる亀井南冥は、一七九二年（寛政四）に教授を罷免され、甘棠館も一七九八年（寛政十）に焼失したのを機に廃止されました。これは南冥自身にもある程度原因があったのですが、その背景には幕府の寛政異学の禁の影響がありました。寛政異学の禁は、一七九〇年（寛政二）に老中松平定信が、寛政の改革の一環として実施したもので、官学振興のため林家の門人らが朱子学以外の異学（古学派・徂徠学派）を学ぶことを禁止したものです。これは本来、林家の門人以外のものが異学を修めることを禁止したものではないのですが、しだいに幕府以外の諸藩にも広がっていったのです。

しかし秋月藩の藩校稽古観では、亀井南冥の高弟である原古処が一八〇〇年（寛政十二）に教授に任ぜられていることからもわかるように、その後も徂徠学がさかんで、一八〇六年（文化三）には、藩主長舒は亀井南冥の著書『論語語由』二十巻十冊を、藩費百両を費やして刊行しています。ところで、『論語語由』を刊行した一八〇六年（文化三）には秋月で大火が起こり稽古観もこの大火で焼失しましたが、四年後の一八一〇年（文化七）には杉の馬場に移転し、その名も稽古観から稽古館に改めました。この稽古館の跡は、いまも秋月郷土館の手前に残っており、当時をしのぶことができます。

第八代秋月藩主黒田長舒は、一八〇七年（文化四）十月に亡くなりました。しかしこの年は長崎警備の年に当たっていたため、その死を秘し、翌一八〇八年（文化五）二月に喪を発しました。その跡は子供の長韶が継いで第九代の秋月藩主となりますが、福岡藩主黒田斉清はまだ成年に達していなかったため、長韶も父長舒と同様、斉清にかわって長崎警備を担当しました。長韶が第九代秋月藩主となった四か月後の一八〇八年（文化五）八月、イギリスの軍艦フェートン号が不法に長崎に侵入し、オランダ商館員を捕らえて、薪水・食料などを得て退去するという事件が起こりました。このため、長崎奉行松平康英は責任をとって自殺し、その年の当番であった佐賀藩の藩主も逼塞を命じられました。長韶は参勤の途上でこの知らせを聞き、急遽引き返して長崎の警備に当たりました。福岡藩主黒田長清は一八一一年（文化八）に十七歳となり、この年からもとのように福岡藩が長崎警備を務めることになりました。このため秋月藩の長崎警備は一八一〇年（文化七）で終わりました。

ところで、城下町秋月の入口に懸かる目鏡橋は、秋月藩が最後に長崎警備を務めた一八一〇年（文化七）に建設されたものです。眼鏡橋といえば長崎のものが有名で、熊本や鹿児島にも多くの眼鏡橋がありますが、福岡県内にはほとんどありません。秋月の目鏡橋が唯一のものといってもいいかもしれません。このように珍しい目鏡橋が秋月に造られたのは、秋月藩が長崎警備を勤めていたことと深い関係があります。長崎警備の折に、優美で堅牢な眼鏡橋を見かけたことが、秋月藩をして、秋月の入口に目鏡橋を造ることを思い立たせたのです。そして、これは確かな証拠があるわけではありませんが、この目鏡橋には秋月藩が長崎警備を勤めていたことの記念碑としての意味が込められていたのではないかと思われます。といいますのは、福岡藩主黒田長清が一八一一年（文化八）に成人することは早くから分かっていましたし、そうなれば福岡藩にかわって秋月藩が長崎警備を勤める必要もなくなります。長崎警備は、本来福岡藩とか佐賀藩という大藩が勤めるもので、秋月藩のような小藩が勤めるものではありません。それが、福岡藩の事情によって、秋月藩がかわりに勤めることになったのです。ですから、秋月藩がこのような重要な役目を務めていたという事実を何らかの形で残したい、こうした気持ちが、一八一〇年（文化七）という秋月藩が最後に長崎警備を勤めた年に目鏡橋を造らせたのではないかと思われるのです。

さて、こうした秋月藩の進取の気風も、織部崩れといわれる一八一一年（文化八）の政変を契機として大きく変化します。秋月藩では十八世紀の末頃から藩財政の窮乏が激しくなり、一八〇二年（享和二）には藩札を発行したり、陶器・紙・葛粉・蠟などの専売を実施したり、金山の開発をおこなったりしますが、どれも充分な成果をあげることができませんでした。行き詰まった藩は、家臣に大量の上米を命じましたが、これは家臣の生活を大きく圧迫することになりました。このため、一八一一年（文化八）十一月、間小四郎等七人の秋月藩士が、宮崎織部・渡辺帯刀の両家老が不正を行っていると、福岡本藩に訴え出ました。福岡藩は直ちに役人を秋月に派遣し、評議の結果、宮崎・渡辺の二家老は罷免され、秋月藩は福岡藩の管理下に置かれて、福岡藩の援助のもとに藩財政の再建がはかられることになりました。

こうした中で藩校の稽古館も、一八一二年（文化九）には閉鎖され、原古処は教授を罷免されました。翌一三年（文化十）には、福岡藩は藩主長詔に対して、「以来学風宋学を相用候様」と、秋月藩の学問を宋学（朱子学）に改めるように命じ、それから三年後の一八一六年（文化十三）に稽古館が再興された時には、修猷館の訓導進藤漸次郎が秋月に来て指導にあたることになりました。このようにして、それまで徂徠学を中心としていた秋月藩の学問は、福岡藩と同じように朱子学を中心とするようになったのです。教授を罷免された原古処は、甘木に天城詩社を創設し、妻や娘の采蘋を伴って各地を遊歴して詩作をするなど、詩人としての生活を送っていましたが、一八二七年（文政十）に六十一歳で亡くなりました。

このようにみてきますと、藩校稽古館の建設や原古処の活躍、それに『論語語由』の刊行や目鏡橋の建設など、秋月藩が文化的に誇れるものは、そのほとんどが、緒方春朔と同時代のものであったことがわかります。したがって、緒方春朔の種痘の成功も、決して孤立したものではなく、秋月藩が政治的にも文化的にも最も充実していた時代の出来事であり、こうした時代の背景のなかで初めて可能であったということができるのです。どうもありがとうございました。

柴多一雄（しばた・かずを）：九州大学文学部講師、昭和二十四年生れ。昭和五十五年九州大学大学院文学研究科博士課程卒業。甘木市史編纂実務委員。『藩史大事典』九州編ほか。

『種痘必順弁』を訳して

松岡 彊

今年は緒方春朔先生が、人痘法に成功されて二百年になりますので、甘木朝倉医師会では、先生の改めての顕彰、その他いろいろの記念事業を計画され、その一つとして、先生の画期的の名著『種痘必順弁』、『種痘緊轄』の現代語訳を企画されました。そして、その現代語訳を私に持ってみえましたのが、かねて親しくしていただいています熊本先生ではありますが、私はもう年はとりましたし、まともな勉強とは長年すっかり疎遠になって、俗事にばかり関っていますす現在では、「そんなことはとても出来そうにもありません」と固辞したのですが、「ぜひやってくれ」とのことで、ことわりきれずにお引受けして、大変なことになったとつくづく思ったことでした。

私事を申しますと、熊本先生のご尊父正熙先生には、若い時から親しくしていただき、数々のご著書もその都度いただき、また公務の上では、私の先々代の朝高の同窓会長であり、公私共に何かとお世話になっていました。

春朔先生については、正熙先生の『吾国の種痘と緒方春朔』のご名著を先生よりいただいて、初めて詳しく知りました。

もっとも、春朔先生の種痘のことは、ジェンナーよりも、数年も前に、わが郷土に種痘に成功された方がいらっしゃったんだと言うことは、私も知っていまして、それがどういう本で読んだのか、その本の名前も記憶にありませんが、それをもとにして、五十年以上も前になりますが、小学校の代用教員をしていました頃、何かの機会に、生徒にこのことを話したことは、今でもはっきり覚えています。

こういうことを思い出しまして、それが縁で今度のことになったのかと思ったりしています。現代語訳をお引受けしまして、先ず原文を読み始めてみますと、はっきり読めない所はいくつもあって、数人の方に教えていただきましたが、「盲、蛇におじず」を地で行くことになりまして、春朔先生が自序の中で、「此書（医宗金鑑）の吾邦に来る宝歴二年、今を去る四十二年、未だ曾て試み用いる者あらず。崑山の玉も取らざれば、何の光輝ぞや」、即ち「崑山の美玉も人が棄てて顧りみなければ何の輝きもない。」と書いてありますが、この名著も私の拙い訳文のために、その真価が認められないのではないかと危惧しています。

先ず最初に、最近になって所在が分かった春朔先生の蔵書の『戴曼公唇舌口訣』と、著書『種痘證治録』について申しあげ、次に『種痘必順弁』を読ませていただいて感じましたことを二、三申しあげて、責を果たさせていただきたいと存じます。

今、申しました書名は熊本先生の『緒方春朔』に出ています。遺品として残存していた種痘に関する文書及び種痘用具が、明治末年緒方家より伝染病研究所に寄贈され、それに対して同所より緒方家に次の礼状が来ており（前記、『緒方春朔』の五十八頁）「拝啓先般別記書冊並びに器具御寄贈下され、御芳志感謝の至りに堪えず。今回独逸衛生博覧会へ出陳の後、永く当所に保存記念致すべく候。先ずは御礼迄斯くの如くに御座候敬具。明治四十一年（一九一一）一月二十六日、緒方駒雄殿」とあり、宛名の次に、手紙の初めの「別記」即ち「受領目録」とも言うべき文書名、種痘器具名が列記してあります。宛名の駒雄とあるのは、春朔先生の五代目のお孫さんで、当地の初代医師会長をされた方だそうです。この礼状の原本は、今、甘木歴史資料館で、「緒方春朔資料展」が催されていますが、それに展示されています。

熊本先生の『緒方春朔』に、「これらは後に東京北里研究所に保管されたる由を聞いたが、残念なことに戦災で焼失したらしい」とありますが（五十三頁）、今年の一月十三日の「西日本」に、「『焼失文献』実は現存、東京北里研究所に眠る。七十九年ぶり甘木へ里帰り、『戴曼公唇舌口訣』外、文献八種十六冊」と出たのを見ましたが、また「毎日」「読売」にも出ていたそうです。この『戴曼公唇舌口訣』は、礼状の「別記」では二番目に書いてある本です。一番目に書いてあるのが『種痘證治録』ですが、この『證治録』のことは、『必順弁』の「自痘と種痘との損益の弁」の章の終りの方に、（訳文十二頁　原文五十六頁）「燕脂を以て和し調へ」とあり、それに「證治録に詳しい」との註がありますが、原本は今迄その所在が分からなかったそうです。所が「朝日」の七・十三の夕刊に、「種痘の祖黒田藩医の緒方春朔第三の著書を発見、京大図書館」、翌十四の「西日本」の夕刊には、「種痘の始祖の第三の書『證治録』京大で発見」と出ていましたが、「毎日」「読売」にも同様なことが出ていたとのことです。これらの記事のように、この度の顕彰事業委員長でありますの耳鼻科の富田先生が、今日この席に出ていただいていています酒井先生とお会いになった折、京都大学図書館の話があって、先生が同図書館についてお調べになったら、同図書館所蔵の「富士川文庫」の一冊として、この『證治録』があるのが分かったそうです。私もそのコピーを見せていただきましたが、その序文とも言うべき春朔先生のお書きになった「證治録題言」というのがあります。その終りの方に、「金鑑中に言う所の要旨とそれに副うるに自分が今迄いろいろ試みた方法を掲げ、名づけて『種痘證治録』と言い門弟に残す」とあり、寛政八年丙辰秋九月望秋月侍医濟庵緒方原混卿甫識」との奥書があります。この年次は一七九六年九月十五日であります。『必順弁』に「證治録に詳しい」とありますように、「證治」と言うのは、漢方医学での用語で、「證」とは証拠という意味で、この「證」に基づいた処方を採用して治療をするのを「證に従って治す」といい、略して「證治」とも言うそうです。

『證治録』の終りの方には、題目が「発熱之際證治」のように、「……の證治」と病名を書いて、それに「證治」とついています。こういうのが七項目あります。即ちこの『證治録』には、発熱や発疹など種痘後の症状に対して、漢方薬での治療法、薬品名、診断の方法などが書いてあります。

尚『種痘緊轄』の奥書は、「寛政八年九月」とありますので、この二冊は全く同じ時にお書きになっています。『證治録』は全文漢文ですから、分かりやすいようにと、『緊轄』をお書きになったのではないでしょうか。

『證治録』と『緊轄』と項目が同じなのは、「撰苗」、「蓄苗」、「信苗」及び「天時」、「擇日」で、「天時」、「擇日」は『緊轄』では、「下苗の日時」、「天月二徳合日」となっています。『證治録』の冒頭の「撰苗」の書出しは『医宗金鑑』に載する所の「種痘心法に曰く」で始まり、「以下『心法』というのは皆これを指す」との註があり、「撰苗」「蓄苗」の「苗」については、「痘の痂なり」との説明があり、「蓄苗」、「擇日」の最後には、何れも「緊轄に詳しい」との註があります。

さきに申しましたように、『證治録』と同時に分かりやすい『緊轄』を書こうとのお考えが最初からおありになったのではないでしょうか。

『種痘必順弁』の序文の最初は清国人医師のものであり、今度のことで、「九十年夏の企画展、種痘の始祖緒方春朔」と題する春朔先生の写真入りのポスターがあちこちに掲げてあり、その漢文がこの清国人のもので、原文第一頁が全文出してあります。このポスターの終りから三行目の真中辺りに「済庵先生は日本の医宗なり」、即ち「春朔先生は日本医学界の権威である」と評価しています。

種痘を施すに当って、春朔先生は大丈夫だとは思ってあっても、人を実験台にすることですから、実に慎重な態度をとってあります。

それを一、二申しあげます。

「金鑑に出る所の四苗」（訳文十四頁　原文五十八頁）

「追加一条」（訳文二十九頁　原文八十六頁）

上の二か所で、「種痘というのは手づから施して病気にする法であるから、もし過って人を害《そこな》うようなことになれば、刀で人を刺すのと違いがなく、種痘の罪は免れることができない。然し、これは医師の罪であって法の罪ではない。従って、種痘をしようとする者は、細心にして慎重に術を施さねばならない。決していいかげんにしてはならない。」

このように、種痘についての「基本的な心得」と申しましょうか、「基本的な考え方」と申しましょうか、それを繰返し、繰返しお述べになって実に慎重であります。

もう一つ申しますと、「種痘の禁忌はゆるがせにしてはならない」（訳文十九頁　原文六十六頁）の章の最後に、「すべて疱瘡という病気がふしぎなものであることは、昔も今も変わりはない。こういうことから種痘といえども、天行の痘と違いはないので、禁忌はゆるがせにできないことが察知できよう。」とあります。種痘に際しての「基本的な心得」とも言うべきことは、今申しあげましたが、さきに紹介しました新たに発見された『種痘證治録』には、「禁忌」と題する一章があって、次のように具体的にお述べになっています。

「房中淫液の臭、婦人経行の臭、わきが、汗の臭、魚骨を焼く臭、灯火を吹き消した臭、にんにくや酒に酔った臭等はこれを避けねばならない。避けるには『避穢香』をたくがよい。」と実に詳しく書いてあり、続けて「避穢香」の処方が書いてあります。

これはいよいよ施術に当って、弟子が失敗するようなことのないように、慎重な上にも慎重に、万全の状況下でするようにとの、弟子に対する細心にして温かいご配慮によるものであろうと存じています。

春朔先生は、種痘をするために、痘痂を手に入れることはおできになりましたが、種痘をするには、先ず最初は自分の子どもにしてみたい。然し、今手許には居ない。かと言って未熟な腕で他人の子にするわけにはいかないと、随分悩んでいらっしゃいます。然しそれも上秋月の大庄屋天野氏の義侠心によって、その庄屋さんの子に初めて種痘をすることになり、それが成功しました。丁度二百年前のことです。

「初めて種痘を試みる説」(訳文二十四頁　原文七十七頁)

春朔先生のすぐれた痘法が、ジェンナーの牛痘法に比べて、改善すべき点はあったにしても、明治になって、そういうことが全く顧慮されることなく廃棄されて、断絶してしまい、種痘と言えば、〝ジェンナー〟の種痘で、ジェンナーが、先ず自分の子どもに試みたという話は、誰でも知っている程に普及したことはどういうことに由るものでしょうか。素人の私などが、そういうことを考えることさえ烏滸《おこ》の沙汰というべきでしょうが、素人の勝手な想像をしてみます。

明治維新後、新政府になって、「華族の海外留学奨励の勅諭」（明治天皇詔勅謹解二百九十二頁）というのが、明治四年十月二十二日に出ています。これは華族に対して出されたものですが、これによって、西洋に対する明治新政府の考え方を窺うことができると思います。「朕惟フニ宇内列国開化富強ノ称アル者皆其国民勤勉ノ力ニ由ラザルナシ而シテ国民ノ能ク智ヲ開キオヲ研キ勤勉ノ力ヲ致ス者ハ固ヨリ其国民タルノ本分ヲ尽スモノナリ。今我国旧制ヲ更革シテ列国ト竝馳セント欲ス。国民一致勤勉ノ力ヲ尽スニ非レバ何ヲ以テ之ヲ致スコトヲ得ンヤ」とあり、即ち「今わが国は旧制を改めて、列国と肩を並べたいと思う。国民が一致協力して勤勉の力を尽さないならばどうしてこれを達成することができようか」とあり、最後に「国民がよくここに留意して勤勉の力を尽すならば開化の域に進み、富強の基が立ち、列国と肩を並べることも困難ではないだろう」と仰せられています。

西洋に追いつけ、追い越せで新政府が躍起になっていたことが分かります。「ザンギリ頭を叩いてみれば文明開化の音がする」との俗謡があったり、「いいもの」を表すのに「上等舶来」と言い、この言葉は私が、子供の頃は普通に使われていましたし、上天気のことを言うのにまで、「上等舶来の天気」などと言われていたことを覚えています。

こういう時代ですから、春朔先生の痘法は棄てて顧みられずして、ジェンナーの種痘法になってしまったのではないかと、素人の私は思っています。

医学知識の全くない私がこの仕事をしましたので、その方面の心得が少しでもありましたら、もっとましな的確な文章が書けただろうにと、そのことを先ずおわび申します。

訳に当りましては、何人もの方にご助言をいただきましたが、はっきりしない所、自信の持てない所が序文関係で三か所残りましたので、それは漢文のまま書いています。ところが、原稿を印刷所に渡し第一回の校正もすんだあと、朝高の卒業で、今、朝高の校長をしている大賀君と会った時、たまたまこのことを話しますと、「先生の気持は分かりますが、訳は正解でなくて、大方がよかろうでも、訳した方が、漢文のままよりはよかったのではないですか」との忠告を受け、そうかなあとは思いましたが、時期が時期だけに、そのまま二、三日たった夜、早稲田大学で教授をしている教え子の柳瀬君のことを夢に見て、翌日早速事情を話して相談しました所、「訓みましょう」と訓んでくれたのが「別刷り」のものです。

その外、訳はしていましても文章のぎこちない所があったり、ここは松岡が誤読している、

勘違いをしているとお気づきになる所や、校正もれもいくつもあると存じます。（校正もれは現に数か所気づいています）

機会があればこういう箇所はより適切、正確な文に改め、校正もれも完全に直したいと思っています。以上で終らせていただきます。

松岡彊（まつおか・きょう）：元県立朝倉高等学校長、大正二年生れ。昭和十一年神宮皇学館本科卒業。高等学校で国語の教鞭をとる。現在朝倉高等学校同窓会長。

医学史上の緒方春朔先生

酒井シヅ

本日は緒方春朔先生の顕彰シンポジウムにお招き頂きましたことを大変に光栄に存じております。

私が緒方春朔先生のことを初めて知りましたのは、二十六年前、脳の解剖学から医史学に方向転換をしたときでした。

私は、ひょんなことから、東大の名誉教授で、順天堂大の医史学の教授であった小川鼎三先生の下で、医学の歴史を調べることを専門にすることになりましたが、そのとき、まず最初に手がけたのが種痘の歴史だったのです。日本の医学の近代化を調べるには、まず種痘の歴史から始める必要があったからです。

現代の日本の医療は西洋の流れを汲んだものです。その導入は江戸時代に始まりましたが、まず、庶民に大きな影響を与えたのが種痘でした。そこで、私の医史学の勉強は、種痘の歴史を調べることから始まりました。そのとき、はじめて緒方春朔先生の人痘による種痘を知りました。それまでは、大学の医学部の学生であったときにも、大学院で解剖学を勉強していたときにも、いわゆる牛痘を使った種痘について、とくにジェンナーの名前は知っていましたが、緒方春朔先生の名前を全く知らなかったのです。そのことは私だけが特別かといいますと、そうでない。ほとんどの学生が私と同じであったと思います。

こうして種痘の歴史を調べたときにも、牛痘法が何時、どのようにして日本に入ってきたのかということに気を取られて、その前の人痘、つまり、人の天然痘を使った種痘についてはそれほど深く調べませんでした。

今度、お話をする事になりまして、改めて、先生の残された著書を読んでみまして、深く感動いたしました。今日はその感動をお伝えしたいと思って参上いたしました。

なお、話を始めます前に、これからお話することは歴史的な話になりますので、春朔先生をはじめとする諸先輩の敬称を省略しますことをはじめに断らせて頂きます。

まさに二百年前、秋月の地で、日本人として初めて種痘に成功し、その術を完成させ、それを広めた人物が緒方春朔であります。この度、春朔の偉業を見直しておりました私の脳裏に浮かびましたのは、華岡青洲の乳ガンの手術でありました。本日お集まりの多くの方が、有吉佐和子の『華岡青洲の妻』という小説を読んだり、あるいはテレビでそのドラマを見ていらっしゃる方が多いことと思います。ですが、知らない方もいられるかもしれませんので、もう少しくわしく申しますと、青洲は日本で最初に乳ガンの手術を全身麻酔をかけて行いました。それは文化一年（一八〇四）のことであります。緒方春朔の種痘の成功から遅れること十四年のことでした。

それまで、全身麻酔は一部の骨接ぎ医者が使っていましたが、十分な物でありませんでした。それで青洲は和蘭の医学書に載る薬をヒントに漢方伝来の麻酔薬を研究して、「通仙散」という麻酔薬を創り出したのです。そのために、いろいろ実験を重ねた話、とくに母親あるいは妻を実験台にしたことを有吉佐和子によって大きく取り上げられました。それで華岡青洲が医者の世界だけでなく、世間でたいへん有名になりました。

ところで私がどうして華岡青洲を思いだしたかと申しますと、二人に共通することがいくつかあるからです。二人ともども漢蘭折衷派とよばれる医師であったことです。つまり、日本の伝統的な医学、すなわち、漢方を身につけ、同時にオランダ渡りの西洋医学、すなわち、蘭方を学んだ人でした。

また、二人は、実験を重ね、新しい医術を創り上げている点でも共通しています。しかも、二人が活躍した時代が十八世紀から十九世紀への移行期でありました。

この時代は、一七七四年に翻訳された、有名な『解体新書』が出てから十六年あるいは三十年経った頃です。鳴滝塾を創ったシーボルトが日本にやってきたのは一八二六年でしたから、科学的な西洋医学の考え方が日本全体に少しずつひろまってきたものの、西洋の医学が医療の現場にそのまま取り入れられるには、まだ、時間が必要とした頃でした。なお、シーボルトの鳴滝塾は、鎖国下ではじめて、出島以外の場所で西洋人が教育をしたところです。そのため、大勢の日本人がシーボルトの弟子になることが出来たのです。

『解体新書』を翻訳した杉田玄白は晩年に、自分の生涯を振り返って『蘭学事始』を書いていますが、その中で、自分は幼いときから漢方を学んで、外科に上達しようとしてきたのですが、上達できなかった。たまたまオランダの解剖書を手にいれて、解剖の現場で、実物とその本を比べてみると、東西の医学に開きがあることに驚かされ、西洋医学こそ、実績を挙げることの出来る医学であると確信したのです。そのことをきっかけに『解体新書』が訳され、蘭学が生まれ、流行するようになりました。その時代に、緒方春朔と華岡青洲が登場していたのです。

しかし、その時代は西洋でも医学では、まだそれほど実績をあげていなかった時期でもありました。当時は、解剖学の知識が実証的であるといっても、それが直接、治療と結びついていなかったからです。たとえば、胃の形や腸の形、心臓の位置が判って、そこに病変があるということが見つかっていても、胃潰瘍の病気も、大腸炎といった病気の原因は判っていなかったし、ましてそれに直接、効く薬もなかったのです。外科も消毒法も、麻酔も取り入れられていなかった時代です。結果として漢方薬とさして変わらない薬が西洋でも使われていたのです。

それでも蘭学が流行したのは、書物から、日本人がそれまで全く知らなかった考え方が西洋にあることを知ったからです。つまり、医学は実物を見て、その働きを調べる学問であることを知ったからでした。つまり、漢方の理屈は哲学的でありますが、西洋医学は実験をする学問である。その結果出てきた真理は、だれも否定できないものであるということを知ったからです。

さらに二人に共通することは、伝統に従うだけでなく、新しいことに果敢に挑戦して行ったことでした。「実験をする、さらにその効果を実証する」という思想を西洋医学から学んだことの結果だと思います。しかも、彼らがその考え方を実行に移し、成功しました。

また、二人は、いたずらに西洋医学だけに偏らず、経験から生まれた漢方の果実を取り入れて、両者をうまく結び付けたのです。

現代でも言えることですが、医学の真髄は、医学書からだけでは学びとるのが難しいのです。言葉を替えて言えば、医学は現場で直接、先輩から学ぶところが多い学問なのです。二人が活躍した頃は、オランダ人医師から直接に学ぶことは難しい時代でした。

その結果、この時代の意欲ある、先駆者となった医師は、漢方だけでもなく、蘭学だけでもなく、漢蘭折衷の医学を選ばざるを得なかったのです。二人はそうした意味での己の仕事に全力を傾けた、真摯な医師であったのです。

しかし、華岡青洲と緒方春朔には大きな違いがありました。それは緒方春朔は、当時、多くの人々を悲しみに陥れた天然痘から救いたいと願い、苦労を重ねて種痘法を開発したのですが、しかも、それを自分だけのものとせず、ひろく、人々に伝え、正しい種痘法を普及させようと、『種痘必順弁』を書いて、出版したのです。

華岡青洲には出版された本がありません。しかも、自分が考案した手術法や全身麻酔薬、「通仙散」を秘薬として人になかなか教えませんでした。入門した弟子でも相当信頼された上で、初めて処方を教えて貰いましたが、「通仙散」は危険な薬で、使い方が難しかったことから、その秘訣まで教わった人は数が少なかったのです。いわば独占されたままであったのです。そのために、青洲の弟子が全国にたくさんいますが、「通仙散」を使った麻酔手術法は広がらなかったのです。

もちろん青洲と春朔を比べるのは、外科と種痘という医術の性格が違うことから、一概に判断することでもありません。青洲を狭量の人だという訳にはまいりませんが、どちらかというと、『種痘必順弁』を出版した春朔の方が已を無にして、人のために尽くしたといえるのです。

また、春朔はこの本の中で、種痘法を開発した経過を書いています。中国の『医宗金鑑』を参考にして、そこに書かれた方法に啓発されて実験を始めたこと、その過程で安全で効果があることを確信するに至ったことが書いてあります。『種痘必順弁』を書いた目的は、出来るだけ多くの人に、安全な種痘をして貰いたいということでした。

今では論文を書くとき、参考にした書物の出典を書き、方法をできるだけ詳しく書くことは当たり前のことです。しかし、日本の古い習慣では、とくに有名な薬の場合は、夢枕に立った人に処方を教えられて創った薬であるというものが多いのです。出所を神格化したのでした。春朔はそれは、中国の『医宗金鑑』であると、明記しています。出典を明らかにするということは『解体新書』など蘭学者の著作に見られました。このことも春朔が時代の先端をいった人であることを物語っています。

種痘法は長く生きて幸せな生涯を送るための方法でありました。それだから春朔はみんなにこの方法を伝えたいと願ったのです。

しかし、現代でも種痘による副作用があります。まして、人痘を使った種痘では、不適当な時期に、あるいは不適当な方法で種痘をすれば、それが原因で天然痘が流行してしまいます。また、種痘をしたと安心していて、成功していなければ、天然痘が流行したときに、かかってしまい、この方法の信用を一気に落としてしまいます。それだけに、人痘による種痘はことのほか慎重にやらねばならない方法でした。

いろいろな実験や経験を重ねて、苦労のすえに、ようやく生まれた種痘法に春朔は自信を持っていました。しかし、これは正しい方法でやったとき、はじめて成功するのです。その方法を伝授し、正しい種痘の出来る人の名前を著書の後ろに挙げています。これからは、現代のように免許制度が確立していない時代に、ある一つの技術を広めるための苦労を読みとることができます。

春朔は『種痘必順弁』の中で、種痘がなぜ必要であるかということについて書いています。天然痘は誰も逃れられる病気ではない。元気な時期に、季節を選んで、種痘すれば、軽く済ませることができて、痘痕面になることもなく、幸せな生活が送られるということを書いているのです。人々は大昔から病気にかからないように神に祈ることをしてきましたが、病気を予防するために、同じ病気を軽くすませるという種痘法はまったく新しい考え方でありました。それだけに、その方法を普及させるためには、いろいろな苦労があり、また、慎重にやらねばならなかったでしょう。

多くの人にその方法を知って貰うために、『種痘必順弁』を誰にでも判る仮名混じりの文章で書いたのです。しかし、この本が書かれた時期には、由緒正しい医学書は漢文で書くと決まっていたのです。『解体新書』も漢文ですが、春朔は自分の種痘法をひろめ、自分が見つけた安全な方法を、正しく伝えたいと、あえて、仮名混じりの文章で書いています。春朔が漢文を書けなかったのではないのです。春朔が医師向けに書いた専門書である『種痘證治録』は漢文で書いています。

以上から、『種痘必順弁』について言えますことを現代流に言いますと、種痘という前代未聞の方法をぜひ大勢の人に施したい、それにはできるだけ、正確な情報を、多くの人に伝えたいと願った本であるということになるのです。このことから緒方春朔は医療の公共性、予防の概念においてきわめて現代的なセンスの持ち主であったといえるのです。このような春朔を慕って、全国各地から弟子が集まってきています。そして、彼らによってこの種痘法が広がって行きました。

ところで、春朔が秋月で種痘を行った六年後、英国ではジェンナーが牛痘による種痘を初めて行いました。人の代わりに牛の天然痘の汁を使っても天然痘予防効果があることを見つけたのでした。

春朔が種痘は注意深くやらねばならないものだと、再三いっているのは、一つまちがえると、副作用のために命も失うことがあったからです。

ジェンナーの方法は牛の天然痘を使う方法でありまして、種痘から天然痘が流行するという危険がないということや、命への危険が人痘より少ないためでした。その結果、ジェンナーの方法は一挙に世界中に広がったのです。

イギリスでもジェンナーの方法がでてくるまでは、人の天然痘からとった種を植えていました。一七二一年にイギリスのトルコ大使夫人であったマリー・モンテーグがトルコ人の間で行われていた人痘の種痘を自分の娘にやらせて、成功しました。以来、イギリスの王族や貴族の間で種痘が行われるようになっていたのです。

トルコ式と呼ばれるこの種痘法も、緒方春朔が参考にした中国の医書『医宗金鑑』に書いてある種痘もどうやら中央アジアあたりに始まったもののようです。いまでは免疫と呼ばれる予防法のはじまりですが、それは経験と知恵から生まれたものであったのです。

イギリスでも、人痘による種痘を安全に行うためにいろいろな工夫が重ねられました。しかし、イギリスに伝わった方法はメスで皮膚に傷をつけ、そこから種痘苗を植える方法でしたから、他の感染を合併する危険の度合いは、春朔の鼻の孔に種痘のかさぶたの粉末をいれる方法よりはるかに高かったのです。

それでも牛痘法が発表される一七九〇年頃には、人痘種痘法による重大な副作用の危険は非常に小さくなっていました。ある人はもしジェンナーの発明がなくても、人痘法による危険はきわめて小さいものになっていたから、天然痘の流行はなくなるに違いないとさえいったのです。

また、人痘法を支持していた人々は、牛痘法は、牛のものを人に直に植えるということで、人が牛になるとまでいって、牛痘法を反対したのでした。しかし、牛痘法の威力は大きく、人痘法はその陰に消えていってしまいました。その結果、人痘法を普及させた人々の努力はジェンナーの功績の陰に隠れてしまったのです。

しかし、ここで言えることは、モンテーグ夫人が人痘法を伝えていなければ、ジェンナーの方法も生まれなかったのです。また、牛痘法が一七九八年に公表されたあと、人々の間に一挙に広まったのも、それまで行われていた人痘法による積み重ねがあったからです。それでイギリスではいまも、ジェンナーと並んでモンテーグ夫人の勇気を讃え、種痘法をイギリスにもたらしたことに感謝しているのです。

日本でジェンナーの方法が成功するのは、牛痘法の発明の後約五十年たった嘉永二年（一八四九）でした。

それまでの間、シーボルトも牛痘の苗を持ってきたのですが、腐っていたために、植えることに成功しなかったのです。それ以外にもたびたび牛痘法が伝えられていたのでしたが、成功しませんでした。

再三行われながら失敗したのは、ヨーロッパで行った種痘の苗の保存法では、バタビアから日本に着いたときに効力を失っていたのです。嘉永二年（一八四九）に種痘が成功したのは、疱瘡のかさぶたを持ってきたからでした。そのアイデアの元は、春朔の種痘法にあります。すでに、種痘法として認められていた春朔の種痘苗の作り方をオランダ人医師モーニケに伝えて、痘苗をバタビアから持って来て貰ったのです。このときはじめて牛痘法が日本で成功したのです。

最初に申し上げましたように、牛痘法の成功は西洋医学の効力を庶民の段階まで広く知らしめた最初の例です。これが速やかに受け入れられた理由の一つには、ジェンナーの種痘法がすでにヨーロッパで誰もが認めていた方法であり、それがいいという話を蘭学者がいろいろなことから知っていたことが挙げられるのですが、それは蘭学者の間のことです。庶民の間には、春朔に始まる種痘の効果が認められ、公に行われていたことをぬきに考えるわけにはまいりません。種痘をしておけば、顔に痘痕が出来ないで一生が送れるということを、実例を見て知っていたのです。それで、藩主が率先して種痘を認め、藩民の間に行うことを奨めたのです。その結果、天然痘で死ぬ人が減り、痘痕を持つ人が減ったのでした。

このように種痘は、ある社会を単位にして、公衆衛生政策が取られた最初の例でもあるのです。

その先鞭をつけた緒方春朔先生を種痘の父と敬い、顕彰されましたことは、まことにありがたいことです。しかし、その実像を広く皆さんに知って頂くためには、冒頭で申し上げましたように、先生の代表作『種痘必順弁』をぜひ読んで頂きたいのです。幸いに今回、それが現代語に改められ、誰もが読めるようになりました。

しかし、何分に古い時代の本です。いきなりそれを読み始めて、全ての人が同じ感激を味わえる物とも言えません。私は、それを現代の先端技術を導入しようと日夜頑張っている、第一線で活躍中の人の姿に重ねて読みました。共通するところがたくさんあります。

しかし、その底に流れるはるかに温かなものを、この本からたくさん受け取りました。現代の医学の中でも見つかる筈なのですが、なかなかそれを肌で実感するのは難しいのです。

ここに流れる心は今、医学に限らずあらゆる分野で必要であり、共感できるものです。種痘という当時の先端技術を導入するに当たって、人々の幸福を願い、安全を願った緒方春朔先生を、華岡青洲先生のように小説あるいはドラマとなったときには、先生の心を多くの人に伝え、人々を引きつけるのではないかと思った次第です。

ぜひ、人間緒方春朔先生とその業績が大勢の人に親しまれる日の来るのが近いことを願って私の話を終わりにさせて頂きます。

酒井シヅ（さかい・しづ）：順天堂大学医学部医史学助教授、昭和十年生れ。昭和四十二年東京大学大学院医学研究科終了。歴史学専攻。医学博士。日本医史学会常任理事。「日本の医療史」ほか。

春朔先生の現代に訓えるもの

井上無限

甘木で三十九年間開業している井上でございます。大それた演題を掲げましたが、私は春朔先生の研究者ではありません。唯甘木朝倉の地に住む町医者の一人として、私の春朔先生に対する思いを率直に申し上げ、二、三の考察をしてみたいと思います。そして春朔先生種痘成功二百年を機会に、皆様は皆様なりに、春朔先生に学び、夫々の思いを新たにして戴ければ望外の幸せと思います。

春朔先生が、人類の一大疫《やく》病であった天然痘の予防撲滅に道を拓いたということは、紛れもない事実であります。道を拓いたというのは、副作用が多い為、それまで実施普及が不可能に近かった人痘種痘を可能にし、而も之を完璧に実施したということです。之は言い換えれば、人類始まって以来誰も出来なかったことをやり遂げ、天然痘絶滅という人類福祉の大事業の先駆者となったことであって、之は大変なことであり、如何なる讃辞も之を表すことは出来ないと思います。

皆様既に御承知の通り、人痘種痘というのは春朔先生の発見ではありません。又『医宗金鑑』の独創でもありません。『医宗金鑑』は有史以来三千年、いやそれよりもずっと、ずっと長い間かかって人類の大先輩たちが色々思いつき、考え又実際にやってみた治療法を集大成したものであります。「種痘心法」も同然です。そしてその着想はすばらしいのですが、予防法としては、内容的に失敗の記録に他なりませんでした。春朔先生は之に命を与え、而もその手技については「百発百中一つも応ぜざるなし」といい、又寛政己酉《きゆう》より甲寅《かついん》までといいますから、六年間に七百児に種痘を施して、「一児も面上痘痕あるものなし」という完璧ぶりは誠に絶讃に値し、種痘の始祖といっても過言ではありません。之を見れば春朔旱苗法は絶対安全ということで、完全に予防接種の目的と役目を果たして居ます。それならば天然痘の予防法はここに完成し、我国の天然痘撲滅の成果は急速に拡がらねばなりません。現実はそうでなかったのです。それは後輩の医人が春朔先生の学理と技術を学んで、その心を学ばなかった為だと思います。後年ジェンナーによって開発された牛痘法が我国に伝わると、僅か二、三年の間に忽ち全国に拡まったのと極めて対称的であります。之は人痘法の困難性と牛痘法の安易性を明白に証明しているのであって、この困難を見事に克服して人痘接種法を完成させ、減弱生菌による予防の道を拓いた春朔先生の偉大さが、それだけ我々の心をゆさぶるのです。

牛痘法は、ジェンナー以前にも、農夫の間で、一部の人々が夫々独立して之を行い、皆成功しています。牛痘法はもともと成功の歴史を持っていました。そして牛痘法というやさしく、危険のない天然痘予防法があることを大自然は人間に教えつづけて来たのであって、之をジェンナーが取り上げ医学的に証明し、その結果今迄地方の一部の人々の間にだけ行われていた安全確実な天然痘予防法を全世界にひろめる導火線となるという偉大な結果をもたらしたのであります。然し不可能を可能にした春朔先生の学勲と、可能であることを可能であると医学的に証明したジェンナーの功績とを比較する時、私達は今更の様に春朔先生の医者としての偉大さに驚嘆せざるを得ないのです。

春朔先生が長崎で吉雄耕牛の門に入り、オランダ医学を学んだ蘭医である様な記載も見られますが、天然痘予防の完成に必死に取り組んでいた春朔先生にとっては、オランダ医学はむしろ失望の医学であり、事実、蘭医では人痘種痘法の完成は不可能であったと思います。春朔先生は当時の蘭医を遥かに凌駕した中国流の漢方医であり、戴曼公の治痘法を研究した痘医であったと理解すべきと思います。「痘医」というのは、天然痘の治療に専念したいわば天然痘の専門医であり、痘医であったからこそ春朔先生は天然痘の病状を熟知しており、その病気の悲惨さと治療のむつかしさを誰よりも痛感し、度々長崎を訪れて多くの中国人、オランダ人と交わり、独力で天然痘についての情報を集めている折も折、『医宗金鑑』の「種痘心法」に巡り合い、勇躍して之を写しとったので、時に春朔先生三十九歳でした。それから四十三歳までの四年間、懸命に天然痘の予防法に取り組んだと解釈するのが筋が通ると思います。『種痘必順弁』の自序に「予之が為苦心刻意して年あり、往歳崎陽に寓し、其の源を探り、その理を窮め、以て痘疫の至るを俟っ」（私は何年も力を尽くし、心を苦しめて天然痘の研究をした。以前長崎に仮り住まいし、天然痘の原因を探り、病気の総てを研究し尽くし、自信を得たので、天然痘の発生するのを今や遅しと待ち構えた）という一節にその思いの躍如たるものを感じます。春朔先生がいつ、どこで、誰から『種痘心法』を写しとることが出来たか明確でありませんが、天明六年、春朔先生三十九歳説に従うことにします。

一度かかれば二度とかからないという大自然のヒントは、どうやって、無害の軽い天然痘にかからせるかその方法を考えよ、という大自然の永年にわたる啓示でありましたが、医学、医術の貧弱な当時の社会環境の中で、人痘種痘という人体実験を行った春朔先生の思想と思索と態度には、多くの教訓を現代に投げかけているものがあると思います。

話が一寸横道にそれますが、偉大なるリーダーであった武見太郎先生は、「生存之理法」という言葉を常に我々に示されました。之は、地球上には微生物から人間まで、大自然の恵みの中に無数の生物がいるのですが、その中に存する「生存秩序」を指さしています。皆様大変奇異にお感じになると思いますが、生存之理法からいえば、人間にも、天然痘ウィールスにも、ワクシニアウィールスにも同じく生存権があります。仏教でいう「生、老、病、死」の四つの苦悩も、人間百歳前後の寿命しかないことも、「後天獲得形質は遺伝せず」（生れて後得た学問、知識、経験、技術等は遺伝しない）という鉄則も皆之「生存之理法」であります。之は実に大自然の機微であり、造化の妙であって、人間も亦大自然の中で生きることを許された生物の一つに過ぎないことを示しています。だから、大自然は常に人間に向かって「思い上がってはいけない」「人間丈の地球ではないぞ」と厳しく警告しているのですが、人間はとかく目先のことに心を奪われ、利己的欲望に捕らわれてこの警告を見逃していると思います。最近問題になっている環境破壊の問題も御多分に漏れず、人間の勝手、気儘、即ち「思い上がり」「欲張り」「無責任」の結果が何をもたらすかをやっと考え始めたのだと思います。春朔先生が種痘必順弁の序文の中で、「奇なる哉、妙なるかな、嗚呼造化の機掌中にあり」（なんとも言い表し様のない不可思議の極みである。ああ遂に神の心をつかむことが出来たのだ）と歓喜絶叫されたのは、この「生存之理法」を体得した叫びであり、その心境に至る道程は、『種痘必順弁』の中に嚢中の錐《きり》の様に現れています。この観点から必順弁を読みとらなければ、春朔先生の心はわからないのではないでしょうか。

春朔先生が、人痘種痘にあたって最も苦心したことは、人痘種痘は人間が、医師が自らの手で天然痘患者を作ることに対する医者の良心、責任、医の倫理の在り方でした。牛痘は牛の痘瘡であって、之を人間にうえても決して天然痘は起りません。即ち、天然痘にかからずに天然痘の免疫を得させるのと、天然痘にかからせなければ、天然痘の免疫が得られないとでは、心の在り方が根本的に異なります。ジェンナーの功績は勿論偉大ですが、牛痘は大自然の作ったものであり、大自然から、非常に恵まれた教えと贈物をうけたジェンナーは、春朔先生に比べて大変幸せ者であったと思います。

天然痘の流行は大自然の摂理であり、普通軽症の流行を起して、免疫をうけた人々を次々につくり、或期間をおいて時折重症の大流行を起して病気の恐ろしさを示し、人間の知恵を刺戟して来たのでありました。之は造化の妙であります。之に反して、人間が、医師が自分の手で天然痘患者を作り、その為に若し天然痘の流行をひき起し、或はその為に一人でも死に至らしめたならどうなるのでしょう。春朔先生は、それは医師の罪であり、万死に値すると考えたのでした。その極度の謙虚さと、厳格な責任感が、『種痘伝方之誓約』の中で「思い上がってはいけない」「責任を持たねばならぬ」と厳しく門人に求め且つ戒めているところであります。

春朔先生は、『種痘必順弁』を寛政五年（一七九三年）（春朔先生四十六歳）に著し、寛政七年（四十八歳）に出版、翌八年に『種痘緊轄』、『種痘證治録』を刊行しています。我国最初の種痘の本をすぐに著したのは、春朔旱苗法を秘法とせず、公にしたものとして賞讃する人もありますが、春朔先生の心は、そんな皮相な、うわべ丈の浅薄なものではなく、極めて厳しい態度で、折角の種痘法も、誤解をうけ、普及しなければ何もならない。又春朔旱苗法を受け継ぐ後輩の医師たちが無責任に種痘を行い、為に法を誤り、苦心の春朔旱苗法が廃絶しては一大事と、とことん突き詰めた心から之を著したのであって、門人には「之丈は絶対に守れ」「寸時も忘れてはならぬぞ」と『種痘伝方の誓約』をとり、「私の種痘法は絶対に安全ですよ、安心して是非うけて下さい」と『種痘必順弁』を著し、医師向けの種痘専門書として、『種痘緊轄』、『種痘證治録』を著したのです。

ここで一寸題名にふれてみますと、『種痘必順弁』というのは、「弁」とは物の道理を説く、明らかにするということです。それで「種痘必順の弁」即ち、私の完成した種痘法は「必順」百%順症で順調に経過し全く安全ですよ、その道理を説き明らかにしたのがこの本です、ということです。

それはさて置き、若し後輩医人が春朔先生の心を学び、春朔先生の心を心として、春朔旱苗法を完全に実行したなら、我国では牛痘法は無用であり、春朔旱苗法で天然痘を撲滅した世界で唯一つの国となって、春朔先生の偉業が世界に認められたのではなかったかと、残念でなりません。どうしてそうならなかったのでしょうか。『種痘伝方之誓約』は入門時の誓いであり、その口語訳は今回は掲載されていませんが、之と、三代目惟馨《これよし》にも『入門誓約之事』というのがあります。その二つを読みくらべてみると、その内容及び迫力に大変な差があるのでびっくりします。前者が春朔先生の心が漲っているのに、後者は全く形式的に形骸化され、冒頭から最後まで、初代春朔の心は影をひそめた感があります。ここに春朔先生苦心の業績が後輩医人によって遂に実を結ばなかった原因があり、この点ジェンナーと全く相反した結果となったことは返すがえすも残念であったと思います。春朔先生は『種痘伝方之誓約』の中で、春朔旱苗法実施にあたっての医師の責任を厳しく求め、思い上がりと金銭の欲に走ることを断じて許さず、その様に軽佻浮薄の人間にはたとえ我が子、我が弟と雖も決して法を伝えてはならぬ、之は決して法を吝しむのではない。春朔旱苗法の廃絶を恐れるのであると誠に鬼気迫る言葉で述べられています。ところが三代目惟馨の『入門誓約之事』は、「吾門治痘之術は、東都医官、痘疹科、池田家之秘法也。」と書き出してあります。春朔旱苗法は、「種痘」であって、「治痘」ではありません。而も、『種痘伝方之誓約』の冒頭には、「種痘之一法は本、医宗金鑑に出づ」と明白に書いてあります。又「我家の秘に非ず」とも書いてあります。三代目惟馨は既に春朔先生の『種痘伝方之誓約』を忘れているのではないかとさえ疑わずにはおられない程です。春朔先生の心は、先生がなくなられてまだ三十年にならないのに、もうこの様になったのでしょうか。『種痘伝方之誓約』、『種痘必順弁』、『種痘緊轄』、『種痘證治録』は一体どこへ行ってしまったのでしょうか。誠に「春朔の前に春朔なく、春朔の後に春朔なし」の嘆《なげき》を禁ずることが出来ません。偉人の心を学ぶということが如何に困難であるかということを如実に示す歴史的事実として、我々は深く春朔先生に思いを馳せるべきではないでしょうか。幸にしてこの度、春朔先生顕彰事業の一つとして、春朔先生の心の記録でもある『種痘必順弁』、『種痘緊轄』の口語訳の出版が医師会執行部で企画され、松岡先生にお願いして実現した事は、画期的事業であったと思います。どうぞこの機会に『種痘必順弁』を熟読されまして、春朔先生の心を読みとって戴きたいと思います。『種痘必順弁』を二頁の本にするか、二十冊の本にするかは読者の心次第であると思います。『種痘必順弁』の心を翻訳することは大変むつかしいと思いますが、この英訳書が出れば世界の医学者の中に大きな反響を起こすことでしょう。尚、今回割愛された『種痘伝方之誓約』と『種痘證治録』の口語訳はその中追加刊行されることを期待しています。

春朔先生の最も恐れたことは「思い上がる事」「欲に迷う事」「責任を持たぬ事」この三つでした。この切実な、祈る様な心をこの四つの著書は示しており、同時にこの三大教訓が守られれば、どんな困難なこともやり遂げられることを教えていると思います。ここに春朔先生が身をもって示した現代に与える大きな教訓があるのではないでしょうか。

天然痘の絶滅はジェンナーの牛痘法によって達成されましたが、春朔先生の偉大な学勲と功績は、之等四つの著書がある限り永遠に不滅です。我々は之等の中から春朔先生の心を汲みとり、之を地域福祉の為には言うに及ばず、人類の福祉と平和の中に生かしたいという大きな夢とロマンを持ち続けて行きたいと思います。

それから是非ふれておかねばならないことがあります。それは、総て福祉医療というものは、医師丈の力では効果をあげることは出来ません。春朔先生の場合は勿論、後年牛痘法が輸入された時にも、その普及の為には藩主の強力且つ熱心な援助と、地域住民の積極的協力があったのでありまして、この事は行政の立場にある人も、地域住民の方々も、充分理解すると同時に責任を共にして戴きたいと思います。この事を切にお願いして、私の講演を終わらせて戴きたいと思います。

井上無限（いのうえ・むげん）：甘木朝倉医師会顧問、明治四十一年生れ。昭和十年京城帝国大学医学部卒業。医学博士。前甘木朝倉医師会長。井上眼科医院長。

＊この章は、平成二（一九九〇）年七月二十八日に行われた緒方春朔種痘成功二百年記念顕彰事業のシンポジウム「種痘の祖、緒方春朔先生に学ぶ」の講演記録集を再録した。なお、肩書きは当時のものである。

資料

天然痘関係年表

西暦	和暦	事項
紀元前1100年		エジプトのラムセス五世のミイラ顔面に、天然痘の病変と思われる痕跡が見られる。すでに天然痘が存在していたことを示す最古の証拠である
735年	天平7年	筑紫で発生した天然痘が東方に広がり、多くの死者が出た
737年	天平9年	天然痘により藤原氏一族をはじめ多くの死者が出た
925年	延長3年	醍醐天皇、疱瘡を病む
1143年	長久4年	近衛天皇、崇徳上皇、待賢門院、疱瘡を病む
16世紀		スペインの征服者ヘルナン・コルテスが新大陸に天然痘をもたらす。このため、ウズテク帝国が滅亡した
17世紀		日本においては、この1世紀の間に4回に及ぶ流行の記録が見られる
1653年	承応2年	明の僧医・戴曼公来日、治痘法を伝授する
1709年	宝永6年	東山上皇、疱瘡により没する

1713年	正徳3年	トルコ駐在イギリス公使夫人モンタギューは、帰国して人痘種痘法を紹介した
1744年	延享1年	中国から種痘科李仁山渡来。後年、李仁山が長崎で人痘種痘を実施する
1748年	寛延1年	緒方春朔、久留米藩士小田村甚吾の二男として生まれる
1749年	寛延2年	エドワード・ジェンナー生まれる
1752年	宝暦2年	『醫宗金鑑』日本に伝来す
1766年	明和3年	上江州倫完が琉球にて人痘種痘法を実施する
1781年	天明3年	春朔、久留米より筑前上秋月に移住する（－82年）
1789年	寛政1年	この年、筑前秋月で天然痘が流行する
1790年	寛政2年	筑前秋月藩医・緒方春朔、天野甚左衛門の二児に鼻旱苗法で人痘種痘を実施し、成功する
1793年	寛政5年	緒方春朔、我が国最初の人痘種痘書『種痘必順辨』を著す。春朔、長崎にて五児に種痘を実施
1794年	寛政6年	藩主に伴って江戸に赴き、求めに応じ多くの人に種痘法を実施する。各藩の侍医に種痘法を伝授する

1796年	寛政8年	5月14日イギリスの医師ジェンナー、初めて牛痘苗による種痘実施
		春朔、『種痘緊轄』、『種痘證治録』を著す
1798年	寛政10年	春朔、寛政2年より寛政8年までに千百余児に種痘を実施
		幕府は医学館に痘科を創設し池田瑞仙を教授とした
1801年	享和1年	ジェンナーは著書の中で天然痘根絶の可能性を予言している
1810年	文化7年	正月21日、春朔、病のため63年の生涯を閉じる
1820年	文政3年	中川五郎治が持ち帰ったロシア語の牛痘書を馬場佐十郎が訳した『遁花秘訣』はわが国最初の牛痘書
1823年	文政6年	シーボルト来日、牛痘苗を持参し、日本人に接種したが不成功
1830年	天保1年	大村藩が古田山を種痘山とし、そこに隔離して人痘種痘を行った
1849年	嘉永2年	7月、楢林宗建が牛痘苗を三男と通詞の子二人に接種し、三男のみ善感。牛痘苗による種痘に初めて成功する
		11月、緒方洪庵ら大阪に除痘館開設。
		同月、佐賀藩より江戸の伊東玄朴に痘苗が送られ、江戸藩邸で接種。江戸での牛痘種痘初め
1858年	安政5年	伊東玄朴ら江戸の蘭方医80名、神田お玉ヶ池に種痘所を開設
1861年	文久1年	種痘所を「西洋医学所」と改称し、組織を教授、解剖、種痘の三科とした

１８６８年	明治1年	旧幕府医学館を「種痘館」とし、翌年には市中出張所を復活して、生後75日より１００日の者に接種させた
１８８５年	明治18年	種痘法の制定
１８５５年	明治18年	天然痘、明治になって第一回大流行、死者3万２０００人。〜８７年
１８９２年	明治25年	天然痘、明治になって第二回大流行、死者2万４０００人。〜９４年
１８９６年	明治29年	天然痘、明治になって第三回大流行、死者1万６０００人。〜９７年
１９１６年	大正5年	正五位を贈られる
１９１９年	大正8年	大正時代最高の天然痘死者数９３８人を出した
１９２６年	昭和1年	この年の天然痘死者数１５８人を最高に昭和20年の終戦まで死者１００人を超える年はなかった
１９２７年	昭和2年	朝倉郡医師会は緒方春朔の顕彰碑を旧秋月城祉、垂裕神社の境内に建立
１９４６年	昭和21年	外国からの引揚者の影響で天然痘大流行。患者1万８０００人、死者３０００人
１９５５年	昭和30年	この年の天然痘患者一人を最後にわが国の天然痘患者はゼロ
１９５９年	昭和34年	甘木朝倉医師会、緒方春朔百五十年祭施行
１９６６年	昭和41年	ＷＨＯ総会は世界天然痘根絶計画の強化を可決

1971年	昭和48年	南アメリカから天然痘根絶
1975年	昭和50年	バングラデシュでアジア最後の天然痘患者を記録
1976年	昭和51年	日本、定期種痘を停止した
1977年	昭和52年	ソマリアでアフリカ最後の天然痘患者を記録。これが実質上世界最後の天然痘患者となる
1979年	昭和54年	ケニアの首都ナイロビで、WHO世界天然痘根絶確認評議会が、世界から天然痘患者が根絶しことを確認した
1980年	昭和55年	WHOは総会で「世界天然痘根絶」を宣言した
1990年	平成2年	甘木朝倉医師会、緒方春朔種痘成功二百年記念顕彰事業を実施する
2004年	平成16年	秋月に緒方春朔顕彰碑『我国種痘発祥之地秋月』を建立（春朔会）

参考文献

乾隆皇帝編纂『醫宗金鑑』甘木歴史資料館蔵、一七四二年

李仁山『種痘書』京都大学附属図書館蔵、一七五〇年

緒方春朔『種痘必順辨』秋月郷土館蔵、一七九三年

緒方春朔『種痘必順辨』京都大学附属図書館蔵、一七九三年

緒方春朔『種痘必順辨』内藤記念くすり博物館蔵、一七九三年

緒方春朔『種痘必順辨』中冨記念くすり博物館蔵、一七九三年

緒方春朔『種痘必順辨』九州大学附属図書館蔵、一七九三年

緒方春朔『種痘必順辨』造化堂（京都大学附属図書館蔵）、一七九三年

緒方春朔『種痘緊轄』秋月郷土館蔵、一七九六年

緒方春朔『種痘緊轄』京都大学附属図書館蔵、一七九六年

緒方春朔『種痘證治録』京都大学附属図書館蔵、一七九六年

『秋府諸士系譜』一一、秋月郷土館蔵、年代不詳

堀江道元『辨醫斷』加賀屋善蔵製本、九州大学附属図書館蔵、一八二五年

堀江道元『辨醫斷付録下』加賀屋善蔵製本、九州大学附属図書館蔵、一八二五年

『種痘術創始者緒方春朔事蹟』秋月郷土館蔵、明治年間

善那氏種痘発明百年紀念会『善那氏種痘発明百年紀念会報告』善那氏種痘発明百年紀念会、一八九七年

島田寅次郎『甘木山安長寺考』甘木安長寺、一九

一三年
呉秀三『華岡青洲先生及其外科』吐鳳堂書店、一九二三年
深川晨堂『大村藩の医学』大村藩之医学出版会、一九三〇年
山崎佐『日本疫史及防疫史』克誠堂書店、一九三〇年
浅野陽吉『種痘の祖贈正五位緒方春朔』浅野陽吉、一九三五年
藤浪剛一『医家先哲肖像集』刀江書院、一九三六年
富士川游『日本醫学史』日新書院、一九四一年
古賀十二郎『西洋醫術傳来史』日新書院、一九四二年
小川政修『西洋医学史』日新書院、一九四三年
エドワード・ジェンナー著、長野泰一・佐伯潔訳編『牛痘の原因及び作用に関する研究——種痘法の発見』大日本出版、一九四四年
長与専斎『松香私志』「付録舊大村藩種痘の話」日本医史学会編『医学古典集』(Ⅱ)、医歯薬学出版、一九五八年
杉田玄白著、緒方富雄校註『蘭学事始』岩波文庫、一九五九年
金城清松『琉球の種痘』琉球史料研究会、一九六三年
小川鼎三『医学の歴史』中公新書、一九六四年
森慶三、市原硬、竹林弘編集『医聖 華岡青洲』医聖華岡青洲先生顕彰会、一九六四年
三浦末雄『物語秋月史』下巻、秋月郷土館、一九六八年
藤野恒三郎『日本近代医学の歩み』講談社、一九七四年
庄野寿人『亀井南冥と一族の小伝』亀陽文庫、一九七四年
緒方無元編『郷土先賢詩書画集』郷土先賢顕彰会、一九七五年
森重孝『薩摩医人群像』春苑堂書店、一九七六年
熊本正熙『吾国の種痘と緒方春朔』葦書房、一九

七七年
日本学士院日本科学史刊行会編『明治前日本医学史』第一―第五巻、日本古医学資料センター、一九七八年
蟻田功『天然痘根絶ターゲット・0』毎日新聞社、一九七九年
富士川英郎編『富士川游著作集』第一―第十巻、思文閣出版、一九八〇年
甘木市史編さん委員会編『甘木市史』上巻、甘木市史編さん委員会、一九八二年
酒井シヅ『日本の医療史』東京書籍、一九八二年
北村敬『天然痘が消えた』中公新書、一九八二年
内藤記念くすり博物館編『天然痘ゼロへの道――ジェンナーより未来のワクチンへ』エーザイ株式会社、一九八三年
藤野恒三郎『医学史話』菜根出版、一九八四年
田中助一『防長医学史』(全)、聚海書林、一九八四年
添川正夫『日本痘苗史序説』近代出版、一九八七年
三浦末雄「わが国初の種痘試行者緒方春朔」朝倉新聞、一九九〇年三月二十七日号二面、四月二十四日号二面、五月二十六日号二面、六月二十六日号二面、七月二十六日号二面
甘木朝倉医師会編『種痘必順弁・緒方春朔種痘成功二百年記念誌』甘木朝倉医師会、一九九〇年
甘木朝倉医師会編『シンポジウム「種痘の始祖・緒方春朔先生に学ぶ」講演記録集』甘木朝倉医師会、一九九〇年
甘木歴史資料館編『温故』第十二号、甘木歴史資料館、一九九〇年
富田英壽「緒方春朔種痘成功二〇〇年記念事業報告」『日本医史学雑誌』第三十七巻第一号、一九九一年
富田英壽「緒方春朔先生種痘成功二〇〇年記念顕彰碑除幕式並びに記念式典報告」甘木朝倉医師会雑誌『医艸』復刊第一号、一九九一年
井上無限「『種痘伝方之誓約』を読む」甘木朝倉

医師会雑誌『医艸』復刊第一号、一九九一年

熊本熙史「緒方春朔種痘成功二〇〇年記念誌『種痘必順辨』追補」甘木朝倉医師会雑誌『医艸』復刊第一号、一九九一年

酒井シヅ監修『日本の医史跡二〇選』バイエル薬品株式会社、一九九一年

宇治谷孟訳『続日本紀（上）全現代語訳』講談社学術文庫、一九九二年

富田英壽「先端医療への闘い――種痘の始祖緒方春朔」『日本薬学会第一一二年会講演要旨集』四、一九九二年

富田英壽「『種痘必順辨』か『必須辨』か・緒方春朔史談其之壱」甘木朝倉医師会雑誌『医艸』第三号、一九九二年

小高健『傳染病研究所――近代医学開拓の道のり』学会出版センター、一九九二年

松岡彊訳「緒方春朔『種痘證治録』」甘木朝倉医師会雑誌『医艸』第四号、一九九三年

林敏広『甘木山安長禅寺物語』安長禅寺、一九九二年

富田英壽「春朔の遺品について・緒方春朔史談其之弐」甘木朝倉医師会雑誌『医艸』第四号、一九九三年

富田英壽「梅野信吉・緒方春朔史談其之参」甘木朝倉医師会雑誌『医艸』第五号、一九九四年

井上敏夫監修『秋月郷土館』財団法人秋月郷土館、一九九四年

富田英壽「我が国の種痘の始祖　秋月藩医緒方春朔」『西日本文化』三〇五号、一九九四年

富田英壽、熊本熙史、手島仁、久賀興亜、田中泰博、久賀征哉、武井一剛「緒方春朔『種痘必順辨』の書名について」『日本医史学雑誌』第四三巻第三号、一九九七年

川村純一『病いの克服――日本痘瘡史』思文閣出版、一九九九年

小田泰子『種痘法に見る医の倫理』東北大学出版部、一九九九年

日本医史学会編『日本牛痘接種関連文献目録』日

本医史学会牛痘接種関連文献目録編纂委員会、二〇〇〇年
田代量美『筑前城下町秋月を往く』西日本新聞社、二〇〇一年
岡部信彦「天然痘」『日本医師会雑誌』第一二六巻第一一号、二〇〇一年
深瀬泰旦『天然痘根絶史――近代医学勃興期の人びと』思文閣出版、二〇〇二年
有高扶桑『小説種痘事始 あぶだ春朔』鳥影社、二〇〇三年
井上尚英『生物兵器と科学兵器』中公新書、二〇〇三年
邵沛「日中両国における人痘接種法の比較研究」『日本医史学雑誌』第五〇巻第二号、日本医史学会、二〇〇四年
富田英壽「種痘の先駆者となった秋月藩医――緒方春朔」『富士通飛翔』五二巻、二二―二五頁、二〇〇四年
富田英壽、熊本熙史、手島仁、久賀興亜、田中泰博、武井一剛『緒方春朔顕彰の歩み――春朔会三〇周年記念誌』春朔会、二〇〇五年
河岡義裕『インフルエンザ危機』集英社新書、二〇〇五年
富田英壽『種痘の祖緒方春朔』西日本新聞社、二〇〇五年
深瀬泰旦『わが国はじめての牛痘種痘・楢林宗建』出門堂、二〇〇六年
山本太郎『新型インフルエンザ――世界がふるえる日』岩波新書、二〇〇六年
井上栄『感染症――広がり方と防ぎ方』中公新書、二〇〇六年
世界医師会著、樋口範雄監訳『WMA医の倫理マニュアル』日本医師会、二〇〇七年
木村盛世『厚生労働省崩壊――「天然痘テロ」に日本が襲われる日』講談社、二〇〇九年
酒井シヅ『病が語る日本史』講談社学術文庫、二〇〇八年
古西義麿「人痘種痘法から牛痘種痘法移行に見る

にみる医の文化」近畿大学日本文化研究所編『日本文化の鉱脈――茫洋と閃光と』風媒社、二〇〇八年
富田英壽「緒方春朔の生い立ちについて」朝倉医師会雑誌『医艸』第一九号、六―七頁、朝倉医師会、二〇〇八年
黒田長榮、小田豊二『秋月黒田藩第十四代城主』麗沢大学出版会、二〇〇九年

あとがき

緒方春朔翁の顕彰は、朝倉医師会、朝倉市、朝倉教育委員会、秋月郷土館、甘木歴史資料館、郷土史家、緒方春朔顕彰会春朔会など地元の諸団体において、郷土の先哲として地道に行われてきた。緒方春朔没後二百年となる本年も、いろいろと顕彰記念事業が企画されている。

また、新型インフルエンザの世界的流行で予防接種が話題になっているのこの時期、予防接種を日本で初めて実施成功し、それを全国に広めようと努力した緒方春朔の偉業が、さらに認識されてきている。その一環として、本書をここに出版することにした。

緒方春朔については、資料が少ない。特に久留米や長崎での様子がわからない。秋月に来てからの生活の様子もあまりわからない。日記や書簡などがあれば、春朔の人柄、考えや日常の生活などがさらに推し量れると思うが、そのようなものを見つけることができないので、春朔の三冊の著書『種痘必順辨』『種痘緊轄』『種痘證治録』によるほかはない。

今回の執筆にあたっては、資料提供など、財団法人秋月郷土館（館長黒田長幹氏）の方々ならびに秋月郷土館友の会（会長松木祥憲氏）の方々に大変お世話になった。特に財団法人秋月郷土館理事長の黒田長榮《ながひで》氏（秋月黒田家第十四代当主）には、公私ともに大変お忙しいなか、緒方春朔没後二百年記念にふさわしい序文を認めていただき、誠にありがたく感謝する次第である。これは、秋月の浄覚寺渡辺定見住職（秋月郷土館理事）より後当主にお願いしていいただいて実現したもので、お陰で郷土の偉人としての何よりの顕彰となった。氏の御略歴を紹介し感謝の意を表する。

［黒田長榮氏御略歴］

大正十二年八月十二日、東京生まれ。昭和十八年九月、学習院高等科を卒業。九州帝国大学法学部入学。同年十二月、学徒出陣により海軍入隊。昭和二十二年九州帝国大学を卒業後、アメリカ・フィリップスアカデミーに留学。昭和二十四年同校卒業。引き続き、コーネル大学へ特別留学生として入学、労働経済学を一年習得し、昭和二十五年七月、帰国。

昭和四十六年、大平鉱山株式会社を経て、出光興産株式会社へ。平成五年退職。社団法人霞会常務理事、学習院「桜友会」副会長等を歴任し、現在、財団法人「秋月郷土館」理事長、学習院「桜友会」顧問。著書に『秋月黒田藩第十四代城主』（麗澤大学出版会、二〇〇九年）がある。

出版にあたっては、海鳥社編集部の杉本雅子氏に大変お世話になった。出版でお世話になったのは今回で三度目であるが、何時もながら適切なアドバイスには感謝している。

二〇一〇年三月

富田英壽

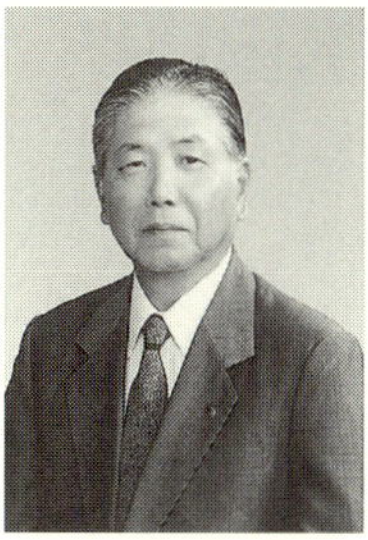

富田英壽（とみた・ひでひさ）
昭和12（1937）年，福岡市に生まれる
久留米大学医学部卒業，元久留米大学医学部講師
医学博士，日本医師会会員，日本医史学会会員
現在，医療法人富田耳鼻咽喉科医院理事長
朝倉市在住

［著書］『その時どきに心をこめて』2004年
『梅は寒苦を経て清香を発す』2004年
『緒方春朔顕彰の歩み　春朔会記念誌』春朔会，2005年
『種痘の祖 緒方春朔』西日本新聞社，2005年
（福岡県医師会長特別賞受賞論文）
『「ロータリーの理想と友愛」読本』2009年
http://www.ogata-shunsaku.com

天然痘《てんねんとう》予防《よぼう》に挑《いど》んだ秋月藩医《あきづきはんい》 緒方春朔《おがたしゅんさく》

■

2010年３月15日　第１刷発行

■

著　者　富田英壽
発行者　西　俊明
発行所　有限会社海鳥社
〒810-0072　福岡市中央区長浜３丁目１番16号
電話092（771）0132　FAX092（771）2546
印刷・製本　九州コンピュータ印刷
ISBN 978-4-87415-767-1
http://www.kaichosha-f.co.jp
［定価は表紙カバーに表示］